Ouanassa Hamouda
Nabila Kalla
Ahlem Merzougui

Candidíase oral em diabéticos

Ouanassa Hamouda
Nabila Kalla
Ahlem Merzougui

Candidíase oral em diabéticos

ScienciaScripts

Cover image: www.ingimage.com

This book is a translation from the original published under ISBN 978-620-6-72826-9.

Publisher:
Sciencia Scripts
is a trademark of
Dodo Books Indian Ocean Ltd. and OmniScriptum S.R.L publishing group

120 High Road, East Finchley, London, N2 9ED, United Kingdom
Str. Armeneasca 28/1, office 1, Chisinau MD-2012, Republic of Moldova, Europe
Managing Directors: Ieva Konstantinova, Victoria Ursu
info@omniscriptum.com

Printed at: see last page
ISBN: 978-620-8-50921-7

ÍNDICE DE CONTEÚDOS

INTRODUÇÃO

No século XXI, a diabetes está a tornar-se uma epidemia global e uma das maiores ameaças emergentes para a saúde pública, afectando significativamente a qualidade de vida e a longevidade dos doentes, bem como os custos dos cuidados de saúde [1].

A diabetes mellitus é uma das doenças endócrinas mais comuns, caracterizada pela presença de hiperglicemia de longa duração [1].

Existem dois tipos de diabetes: a diabetes de tipo 1 caracteriza-se por uma deficiência total de insulina devido à destruição das células beta pancreáticas, e a diabetes de tipo 2 por uma resistência à insulina, que pode eventualmente conduzir a uma hiperglicemia [2].

A diabetes causa complicações a longo prazo, como a retinopatia, a neuropatia e a nefropatia, acelerando geralmente as alterações macro e microvasculares [3].

Em 2017, a prevalência global de adultos com diabetes (com idades compreendidas entre os 20 e os 79 anos) era de quase 425 milhões, e a Organização Mundial de Saúde e a Federação Internacional de Diabetes previram que o número de adultos com diabetes em todo o mundo atingirá quase 629 milhões até 2045 [3].

A diabetes mellitus é a causa de muitos sintomas e complicações infecciosas, tais como boca seca, perturbações do paladar, candidíase oral, zigomicose rinocerebral (mucormicose), aspergilose, língua geográfica, líquen plano oral, cicatrização retardada, doença periodontal e gengivite. As infecções por leveduras são comuns em doentes diabéticos [2].

De acordo com a Associação Americana de Diabetes, os doentes com diabetes sofrem de um problema grave de um sistema imunitário fraco que dificulta a sua capacidade de lutar contra microrganismos intrusivos, tornando-os mais propensos a infecções. O tempo de recuperação de uma infeção ou lesão em pessoas com diabetes é significativamente prolongado em comparação com a população saudável e a relação entre a diabetes e a candidíase tem sido amplamente estudada, particularmente devido à maior suscetibilidade dos doentes diabéticos a infecções fúngicas em comparação com os doentes não diabéticos [2].

A candidíase oral é uma das infecções fúngicas mais comuns que afectam a mucosa oral [4].

Estudos anteriores demonstraram que a saliva de pessoas com diabetes contém um maior número de unidades formadoras de colónias de Candida do que a saliva de indivíduos saudáveis. Encontra-se uma maior incidência de espécies de Candida na cavidade oral do doente com DM devido a vários factores, tais como taxas de fluxo salivar reduzidas, concentrações de glucose salivar mais elevadas, sistema de defesa do hospedeiro reduzido devido à atividade reduzida dos neutrófilos e maior aderência das espécies de Candida às células epiteliais orais [2].

Várias espécies de Candida são normalmente encontradas como comensais inofensivas no trato digestivo, na cavidade oral e na região genital de indivíduos saudáveis. As espécies de Candida oral (C) incluem Candida albicans, Candida glabrata, Candida guillermondii, Candida krusei, Candida parapsilosis, Candida pseudotropicalis, Candida stellatoidea e

Candida tropicalis [4,5].

Certos factores têm uma grande influência no equilíbrio entre o hospedeiro e a levedura e fizeram com que a Candida passasse do estado comensal para o patogénico e causasse infeção oral. Estes incluem a redução do fluxo salivar, o aumento dos níveis de glucose salivar e a alteração da atividade dos neutrófilos [1].

Os factores de risco da candidíase oral são complexos, mas sabemos que as lesões na língua, o tabagismo, o consumo de álcool, o uso de próteses dentárias, a toma de medicamentos e a imunossupressão, como a diabetes, são factores de risco que influenciam claramente a candidíase oral [1].

Dada a frequência da candidíase oral em pacientes diabéticos, tivemos interesse em estudá-la neste estudo, que decorreu no Hospital Universitário BATNA.

O nosso principal objetivo foi descrever as caraterísticas epidemiológicas da CB em diabéticos hospitalizados em vários serviços (medicina interna, pediatria, etc.).

E como objectivos secundários :

- Determinar os factores de risco para a ocorrência de BC em diabéticos.
- Descrever as diferentes espécies de Candida isoladas.
- Estabelecer uma estratégia para a gestão adequada e a profilaxia da BC.

REVISÃO DA LITERATURA

1. VISÃO ANATÓMICA DA BOCA

A boca é a parte inicial do sistema digestivo, responsável pela deglutição, mastigação, gustação, insalivação e deglutição dos alimentos com a ajuda da atividade dos órgãos associados (dentes, língua, glândulas salivares), estando também envolvida na comunicação, fonação e expressão facial [6].

A boca é também conhecida como cavidade oral e é limitada :

Para a frente: através dos lábios superior e inferior.

Em cima: pelos palatos duro e mole que os separam das cavidades nasais. Em baixo: pelo assoalho da boca sobre o qual repousa a língua.

Nos lados: através das duas bochechas

A fenda oral é a abertura anterior da cavidade oral, comunicando posteriormente com a orofaringe [6,7]. (Figura 1)

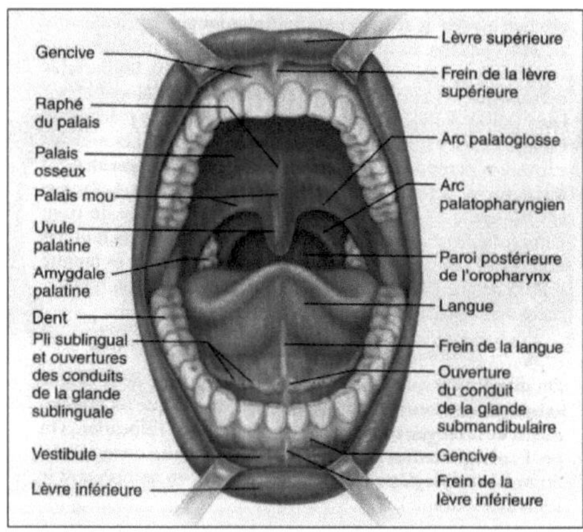

Figura 1: Vista anterior da cavidade oral [6].

1.1 Os lábios

Os lábios são pregas móveis músculo-membranosas que delimitam a fenda oral. São formados pelo músculo orbicular da boca, cobertos no exterior pela pele e no interior pela mucosa glandular [7].

1.2 O bochechas

As bochechas formam as paredes laterais da cavidade oral, constituídas de dentro para fora pela mucosa bucal, o músculo bucinador e a pele [7].

1.3 O palácio

Forma o céu da boca e tem duas partes:

- O palato duro anterior: separa as cavidades oral e nasal. É formado por uma lâmina óssea coberta, tanto na parte superior como na inferior, por uma membrana mucosa e uma superfície rígida contra a qual a língua pode empurrar os alimentos durante a mastigação [7].
- O palato mole posterior: uma prega móvel que separa a orofaringe da

Esta envolve a deglutição e a modulação do som [6,7].

1.4 A língua

A língua está localizada no pavimento da boca e é constituída por uma parte fixa, a raiz, e uma parte livre, o corpo. As duas partes são separadas pelo sulco terminal [6].

A língua é um órgão do paladar envolvido na mastigação, deglutição e fonação [6].

1.5 Glândulas salivares

As glândulas salivares segregam saliva, que ajuda a proteger a mucosa oral, a mastigar e a digerir [6].

Inclui as glândulas salivares menores e as glândulas salivares maiores (parótida, submandibular e sublingual) [6].

1.6 O dentes

Os dentes são implantados através das gengivas nos alvéolos nos bordos da mandíbula e da maxila, que são órgãos duros concebidos para mastigar alimentos [6].

1.7 A mucosa oral

A mucosa oral é uma membrana ricamente vascularizada e inervada que reveste a parede interna dos lábios e da cavidade oral. Cobre as estruturas musculares e ósseas da cavidade oral [8,9].

Tem várias funções, a mais importante das quais é a proteção dos tecidos profundos que cobre contra a compressão e a abrasão durante a alimentação [9].
Em caso de lesão, actua como uma barreira protetora contra os vários microrganismos através da reprodução de péptidos antimicrobianos chamados defensinas [6].

A mucosa oral é constituída por um epitélio escamoso estratificado e um tecido conjuntivo chamado córion ou lâmina própria, com uma membrana basal a separar os dois [10].

Existem três tipos de mucosa na cavidade oral:

1.7.1 A mucosa mastigatória

A mucosa é queratinizada na superfície e reveste a gengiva e o palato duro. Está envolvida na compressão mecânica dos alimentos e tem longas cristas epiteliais que se invaginam profundamente no tecido conjuntivo [10].

1.7.2 A membrana mucosa

A mucosa é não-queratinizada na superfície e reveste a superfície mucosa dos lábios, bochechas, assoalho, superfície ventral da língua e palato mole. Tem cristas epiteliais que estão fracamente ancoradas no tecido conjuntivo [10].

A ausência de queratinização torna a mucosa mais fina e, por conseguinte, mais frágil e mais suscetível desenvolver lesões pré-cancerosas [10].

1.7.3 A membrana mucosa da superfície dorsal da língua

Trata-se de uma mucosa queratinizada caracterizada pela presença de numerosas papilas envolvidas na função gustativa (papila filiforme, papila fungiforme, papila caliciforme, papilas gustativas, papilas foliadas) [10].

2. DESCRIÇÃO E MORFOLOGIA DE CANDIDA

2.1 Definição

O género Candida foi criado no IX Congresso Internacional de Botânica realizado no Canadá em 1959, substituindo o termo Monilia, que tinha sido utilizado até então [11].

Candida é o nome abreviado utilizado para descrever uma classe de fungos que inclui mais de 150 espécies de leveduras. Em pessoas saudáveis, a Candida existe de forma inofensiva nas membranas mucosas (saprófitas), como o trato gastrointestinal, a boca, o trato urogenital, a pele, etc. É conhecida como a "flora benéfica" e desempenha um papel útil no organismo. É conhecida como a "flora benéfica" e desempenha um papel útil no organismo [12].

Cerca de 80% das infecções são causadas por Candida albicans, embora as infecções devidas a espécies não albicans, tais como (Candida glabrata, Candida tropicalis, Candida parapsilosis, Candida krusei, Candida dubliniensis) são cada vez mais comuns [13].

A candidíase pode ser superficial (por exemplo, oral, vaginal, mucocutânea) ou profunda (por exemplo, miocardite, pielonefrite, meningite, septicemia, etc.) [13].

A relação entre Candida spp e candidíase tem em conta dois factores importantes: Factores relacionados com o micróbio e factores relacionados com o hospedeiro. Um desequilíbrio entre estes factores está associado à patogenicidade da Candida spp [13].

2.2 Morfologia

São micromicetas unicelulares, semelhantes a leveduras, caracterizadas por uma estrutura vegetativa (o talo) composta por esporos [14,15].

A forma de levedura ou blastosporo é redonda ou oval, variando em tamanho de 2 a 4 µm de diâmetro, e geralmente se reproduz assexuadamente por brotamento [14,15].

Podem encontrar-se duas formas filamentosas:

o Um verdadeiro micélio: é o crescimento contínuo do botão que dá origem a uma estrutura tubular alongada, as partições aparecem secundariamente para separar os artigos, e ramifica-se progressivamente dando uma aparência arborescente [14,15].

o Um pseudomicélio: consiste numa sucessão de gemas alongadas que permanecem ligadas à célula-mãe e às gemas precedentes, resultando numa estrutura filamentosa. Entre cada gema existe uma zona de constrição na qual os blastosporos se desenvolvem e se ramificam, dando uma aparência arbustiva [14,15].

A filamentação é favorecida por uma temperatura superior a 37°C, um pH alcalino e concentrações elevadas de CO2, e é também favorecida por uma falta de azoto e carbono na presença de N-acetilglucosamina [16].

Com exceção de C.glabrata, as leveduras de Candida podem produzir filamentos [15].

Uma caraterística particular de C.albicans e C.dubliniensis é o facto de também produzirem clamidósporos quando as condições ambientais são desfavoráveis. Esta caraterística é utilizada para efeitos de identificação [15]. (Figura 2).

A parede desempenha um papel importante na manutenção da integridade da levedura, protegendo-a de stresses ambientais tais como mudanças osmóticas, desidratação, mudanças de temperatura e também das defesas imunitárias do hospedeiro, e é responsável pela adesão da levedura à célula hospedeira [15,16].

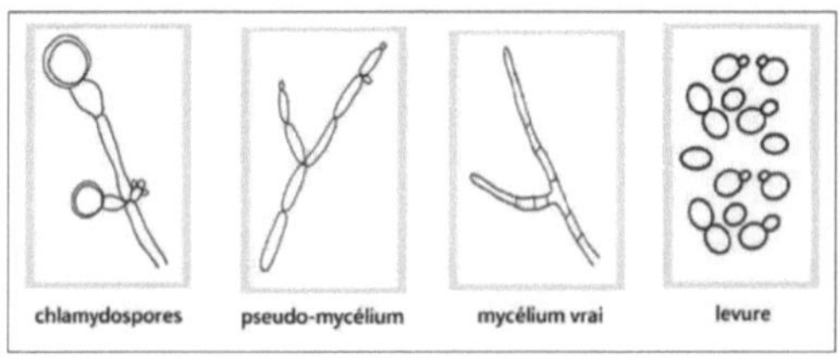

Figura 2: Diferentes morfologias do talo [17].

2.3 Classificação

O género Candida faz parte do filo Ascomycetes, da classe Saccharomycetes, da ordem Saccharomycetales e do grupo mitospórico Saccharomycetales. Esta classificação baseia-se em caraterísticas fenotípicas e comparações de sequências de nucleótidos [18]. (Figura 3)

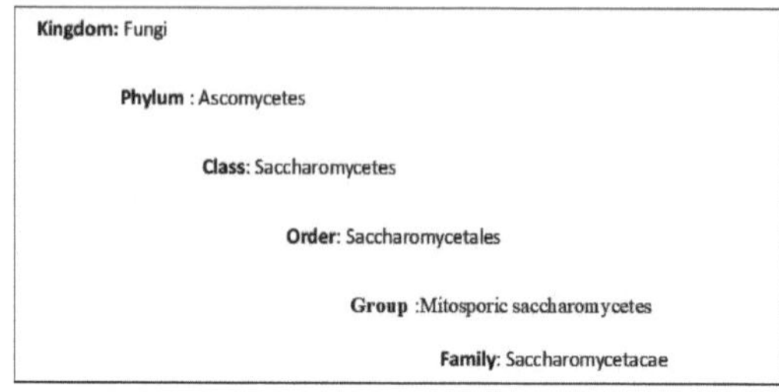

Figura 3: Posição do género Candida na classificação atual [18].

Infeção humana associada a espécies de Candida :

Tabela 1: Espécies de Candida associadas à infeção humana [19].

Candida albicans	Candida dubliniensis
Candida parapsilosis	Candida tropicalis
Candida glabrata	Candida kefyr (pseudotropicalis)
Candida lusitaniae	Candida krusei
Candida guilliermondii	Candida utilis
Candida lipolytica	Candida famata
Candida haemulonii	Candida rugosa

3. FISIOPATOLOGIA DA CANDIDÍASE ORAL

As leveduras do género Candida são comensais das cavidades naturais do homem. Em indivíduos normais, elementos de defesa específicos ou não específicos e a ecologia da flora do trato digestivo, da esfera orofaríngea e da vagina permitem a manutenção deste estado comensal. No hospedeiro normal, a colonização das membranas mucosas por Candida não é qualitativa e/ou quantitativamente significativa o suficiente para causar candidíase [18].

A manutenção deste estado comensal inscreve-se num cenário em que os dois intervenientes (o hospedeiro e a Candida), em função do seu estado (doente imunocompetente ou imunocomprometido, capacidades adaptativas das leveduras que exprimem ou não factores de patogenicidade ou de virulência), desenvolvem a sua própria estratégia para contrariar as ofensivas de um ou escapar às defesas do outro. A rutura do equilíbrio que governa este estado comensal a favor da Candida, após o aparecimento de factores favoráveis no hospedeiro, resultaria na sua transformação num agente patogénico oportunista com o desenvolvimento de candidíase superficial ou profunda [18].

Dada a elevada prevalência de Candida como um comensal inofensivo nos seres humanos, não é surpreendente que não tenham sido identificados factores de virulência primários para este organismo. No entanto, foram propostos vários factores de virulência putativos que, em caso de debilitação do hospedeiro, contribuem para os danos nos tecidos e a persistência do microrganismo no hospedeiro [20].

Estes incluem :

3.1 A formação do biofilme

Os biofilmes são comunidades de microrganismos incorporados numa matriz extracelular, que conferem uma resistência significativa aos tratamentos antifúngicos e aumentam as respostas imunitárias do hospedeiro. Estas comunidades podem formar-se em superfícies bióticas (por exemplo, mucosa oral) ou abióticas (por exemplo, cateteres) [3].

O desenvolvimento do biofilme de Candida spp pode ser explicado em quatro fases cronológicas:

Adesão: fase inicial em que as leveduras e as células planctónicas em suspensão aderem à superfície (1-3 h). Fase intermédia: desenvolvimento do biofilme (11-14 h).
Fase de maturação: a matriz polimérica (PEM) penetra completamente em todas as camadas de células que aderem à superfície numa estrutura tridimensional (20-48 h).

Dispersão: as células mais superficiais deixam o biofilme e colonizam as zonas circundantes da superfície (após 24 h).

Assim, um biofilme maduro é constituído por uma densa rede de células sob a forma de leveduras, hifas ou pseudo-hifas (ou não, consoante a espécie de Candida) envolvidas em PEM e canais de água entre as células. A arquitetura final do biofilme é variável e depende em parte da espécie de Candida envolvida, das condições de crescimento e do substrato sobre o qual se forma [3]. (Figura 4)

Pensa-se que os níveis elevados de glucose servem como fonte de energia de hidratos de carbono necessária para a formação de biofilmes por Candida spp e são provavelmente necessários para produzir a matriz de polissacáridos, que é segregada pelas células sésseis, proporcionando proteção contra desafios ambientais. Os biofilmes são refractários aos agentes antifúngicos e mais difíceis de tratar do que os formados com células planctónicas. Além disso, Candida spp isoladas de doentes com DM demonstraram ter um maior potencial patogénico para a formação de biofilmes [3].

Além disso, os biofilmes formados por isolados de C. albicans, C. parapsilosis, C. tropicalis e C. glabrata foram associados a taxas de morbilidade e mortalidade mais elevadas do que os isolados incapazes de formar biofilmes [20].

Além disso, os biofilmes numa prótese oral, normalmente uma dentadura, são um fator predisponente importante para a candidíase oral crónica. A Candida adere facilmente aos materiais de polimetilacrilato das próteses, e também explora microfissuras e fendas nos materiais para facilitar a retenção [20].

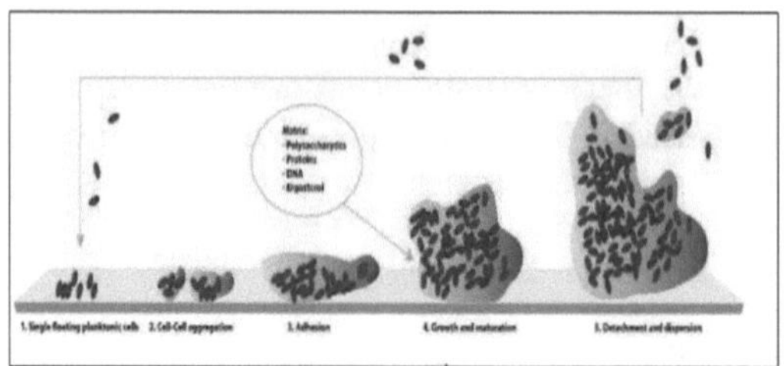

Figura 4: Desenvolvimento de um biofilme de Candida spp numa superfície [3].

3.2 Hidrofobia

Em Candida spp, a adesão é mediada por proteínas do tipo aglutinina (Als), que estão ligadas por glicosilfosfatidilinositol aos β-1-6 glucanos da parede celular dos fungos. A adesão celular dependente de Als está ligada a um aumento da hidrofobicidade da superfície celular (CSH). A CSH de Candida spp aumenta a virulência ao promover a adesão aos tecidos do hospedeiro [3].

A hidrofobicidade é um fator virulento que é regulado por genes e geralmente correlacionado positivamente com a atividade metabólica do biofilme, uma vez que as interações hidrofóbicas parecem ser cruciais para promover a invasão dos tecidos pela fase micelial da Candida spp [3].

Presume-se que a Candida spp pode crescer em condições anaeróbias, nestas condições a fermentação é a via dominante para a obtenção de ATP. Os resultados de Sardi et al indicam que 51,97% dos isolados de doentes diabéticos eram altamente hidrofóbicos em condições anaeróbicas, em comparação com 21,90% numa atmosfera aeróbica [3].

3.3 Enzimas hidrolíticas

Vários estudos estabeleceram uma associação entre a atividade das enzimas hidrolíticas e um aumento da capacidade patogénica da Candida spp. Foi demonstrado que, devido a uma maior concentração de glicose no sangue nos diabéticos, os isolados de Candida spp têm uma atividade enzimática hemolítica e de esterase significativamente mais elevada, o que pode contribuir para o aumento da atividade enzimática. Os mesmos autores também levantaram a hipótese de que estas espécies são mais patogénicas em condições anormais como a diabetes [3].

A destruição dos tecidos do hospedeiro por espécies de Candida pode ser facilitada pela libertação de enzimas hidrolíticas no ambiente local. As aspartil proteinases segregadas (SAPs), as fosfolipases (PLs), as lipases e as hemolisinas são as enzimas mais frequentemente implicadas na patogenicidade das espécies de Candida [21].

As SAPs facilitam a invasão e a colonização dos tecidos do hospedeiro, rompendo as membranas mucosas do hospedeiro e degradando importantes proteínas imunológicas e estruturais de defesa [21].

Foram também estudadas SAPs segregadas capazes de degradar muitos substratos que constituem proteínas do hospedeiro na cavidade oral. Pensa-se que estas enzimas ajudam a Candida spp a adquirir o azoto essencial para o crescimento, a fixar-se e a penetrar na mucosa oral, ou ambos. Podem também causar um aumento da permeabilidade vascular, levando a reacções inflamatórias e sintomas clínicos [3].

Para além das SAPs, pensa-se frequentemente que as enzimas classificadas como fosfolipases estão envolvidas na patogenicidade da Candida. As fosfolipases são enzimas que hidrolisam os fosfolípidos em ácidos gordos. A produção de todas as classes de fosfolipases foi descrita para espécies de Candida e sugere-se que contribuem para danificar a membrana da célula hospedeira, que também pode expor receptores para facilitar a adesão [21].

Da mesma forma, a PL tem como alvo os fosfolípidos da membrana e digere estes componentes, iniciando a lise celular e facilitando a penetração de fungos infectantes. Esta enzima induz a acumulação de células inflamatórias e proteínas plasmáticas, libertando vários mediadores inflamatórios in vivo [3].

As hemolisinas são substâncias que lisam os glóbulos vermelhos, a sua produção por Candida é considerada um atributo importante na promoção da sobrevivência no hospedeiro através de uma maior capacidade de sequestrar ferro. Luo et al α e β hemólise por isolados clínicos de C. albicans, C. dubliniensis, C. kefyr, C. krusei, C. zeylanoides, C. glabrata, C. tropicalis e C. lusitaniae [20].

A produção de hemolisina está positivamente correlacionada com a concentração de glicose, o que pode ser um fator preditivo de candidíase em diabéticos mal controlados, onde os níveis de glicose no sangue e na saliva são mais elevados [20].

3.4 Variabilidade genómica

A variabilidade genómica é muito comum em Candida spp e é um dos factores que confere a este grupo microbiano diversidade em termos de aumento da virulência, adaptação a novos ambientes ou resistência a medicamentos antifúngicos. A presença de subpopulações hipervariáveis nas populações naturais permite que as Candida spp se adaptem rapidamente a períodos de stress. Os rearranjos do genoma por recombinação, perda de heterozigotia, variações do número de cópias, a presença de repetições curtas em tandem ou elementos transponíveis, inversões cromossómicas ou mutações, tais como delecções, inserções ou polimorfismos de nucleótido único, são formas através das quais as espécies de Candida alcançam a sua história evolutiva. Em Candida spp patogénicas, quase todos os codões CTG são traduzidos para serina em vez de leucina, mascarando assim o β-glucano e interferindo com o reconhecimento do hospedeiro. A plasticidade genómica difere entre espécies de Candida. É evidente que a C. albicans tem tanto o genoma mais complexo (incluindo genes de virulência como o SAP) como o maior número de formas de assegurar a sua diversidade genómica, tornando a interação microrganismo-hospedeiro imprevisível, dependendo do equilíbrio entre os factores de virulência e a resposta imunitária do hospedeiro [13].

3.5 Plasticidade morfológica de Candida spp

A Candida spp pode sofrer uma transição morfológica reversível para penetrar melhor na barreira epitelial do hospedeiro. As células de levedura podem assumir diferentes formas: células de levedura unicelulares em brotamento ou formas filamentosas, tais como hifas ou pseudo-hifas, cada uma desempenhando um papel distinto no processo de invasão da infeção. Embora a formação de hifas seja considerada um fator de virulência, o processo de filamentação só começa após a adesão à superfície do hospedeiro. A morfogénese é um fator de virulência por duas razões principais: a formação de hifas facilita o processo de invasão e ajuda a C. albicans a defender-se do sistema imunitário. As hifas perfuram as células hospedeiras e, por serem maiores do que as células de levedura, são mais difíceis de matar pelo sistema imunitário. Para além disso, a C. albicans pode matar os macrófagos. O processo de morte envolve a formação de hifas, seguida de alongamento, estiramento e perfuração da membrana celular dos macrófagos [13].

4. FACTORES DE RISCO PARA A CANDIDÍASE ORAL

A Candida pode colonizar a cavidade oral sem causar lesões. Esta colonização ocorre quando há um desequilíbrio entre os factores de virulência do fungo e as defesas do hospedeiro. A combinação de vários factores intrínsecos e extrínsecos predispõe à transição do estado saprófita para o estado patogénico e ao risco de desenvolvimento da doença.

4.1 Factores intrínsecos

4.1.1 Deficiências imunitárias

- **Imunossupressão fisiológica**

As idades extremas da vida (bebés prematuros, recém-nascidos e idosos) são os grupos de risco mais expostos à candidíase oral [22].

Nos recém-nascidos, a imaturidade do seu sistema imunitário combinada com o desenvolvimento ainda incompleto da sua flora microbiana favorece esta infeção e pode ser transmitida de diferentes formas, na maioria dos casos adquirida intraparto através do contacto com a mucosa vaginal contaminada, ou durante a amamentação através da mama ou das mãos da mãe, biberões ou alimentos inadequadamente esterilizados. Por esta razão, a incidência de candidíase oral é 1 a 37% mais elevada em recém-nascidos alimentados a biberão do que em bebés amamentados [23].

- **Imunodepressão congénita**

A imunodeficiência primária é um grupo de doenças caracterizadas pela diversidade de distúrbios genéticos que afectam as moléculas responsáveis pela resposta imunitária, resultando numa deficiência dos meios de defesa, geralmente linfócitos CD4, e consequentemente numa maior suscetibilidade a infecções fúngicas [22].

- **Imunodepressão adquirida**

A SIDA, as doenças tímicas, os tumores malignos hematológicos e a sarcoidose aumentam a suscetibilidade à candidíase oral [24]. A candidíase oral é a infeção oportunista mais comum na infeção por VIH [24].

De acordo com a classificação do CDC "Centres of disease control" de Atlanta, revista em 1993, é considerada uma patologia reveladora da SIDA, classificada na categoria B, e estima-se que mais de 90% dos doentes infectados pelo VIH desenvolvem esta infeção durante a progressão da sua doença [24,25].

4.1.2 Terreno endócrino

As várias espécies de Candida são mais frequentemente isoladas da cavidade oral de doentes diabéticos do que de doentes não diabéticos. Entre os factores que predispõem os doentes diabéticos à candidíase oral estão os elevados níveis de glicose salivar, que permitem a glicosilação de proteínas na superfície das células epiteliais do hospedeiro durante os picos glicémicos. Este aumento de resíduos glicosilados aumenta o número de receptores para Candida e altera a atividade quimiotáctica dos neutrófilos [26,27].
As lesões associadas à candidíase, incluindo a estomatite protésica, a glossite romboide mediana e a queilite angular, são mais comuns em doentes com diabetes [27].
Gravidez, síndrome de Cushing, hipoparatiroidismo, insuficiência da tiroide

e as glândulas supra-renais estão entre os factores de risco para a candidíase [28,29].

4.1.3 Factores locais

- **Hiposialia (xerostomia)**

A saliva desempenha um papel importante na manutenção da saúde da cavidade oral. Uma secreção insuficiente de saliva ou alterações na sua composição favorecem o desenvolvimento de candidíase oral [30].

Estudos demonstraram que, em doentes diabéticos, a hiperglicemia tem um efeito na redução do fluxo salivar, o que pode levar a uma série de problemas orais e dentários:

- A acidificação do ambiente oral devido à redução do pH favorece a proliferação de leveduras.

- Diminuição da ação de vários factores antimicrobianos que criarão um ambiente propício à proliferação de microrganismos patogénicos [31].

Estas alterações geralmente atrasam a cicatrização e aumentam a suscetibilidade à infeção, queilite, membranas mucosas secas com fissuras, lábios gretados e um aumento na prevalência de cáries dentárias [32]. A falta de higiene oral avaliada na escovagem combinada com o uso de uma prótese dentária removível encoraja assim o desenvolvimento de candidíase oral [30].

4.1.4 Deficiências nutricionais

As deficiências nutricionais podem levar a uma redução da defesa do hospedeiro e à perda da integridade epitelial, o que pode facilitar a invasão fúngica. É bem conhecido que uma dieta rica em hidratos de carbono pode favorecer a candidíase oral. A deficiência de ferro ajuda a reduzir a imunidade celular, diminuindo a atividade bactericida dos PNNs, bem como conduz a uma resposta imunitária humoral inadequada e a anomalias epiteliais em indivíduos anémicos. As deficiências de vitamina B12 e de ácido fólico provocam anomalias nos leucócitos e nas plaquetas, bem como alterações particularmente marcadas no epitélio oral devido à sua rápida renovação [22,27].

4.1.5 Doenças malignas

Os cancros e as aplasias da medula óssea e o seu tratamento conduzem a uma imunossupressão significativa, causando também uma perda de integridade da mucosa oral e a destruição de outras estruturas como as glândulas salivares, as papilas gustativas e o periodonto. Isso leva a ulcerações orais e hiposialia associada a um desequilíbrio na flora oral [29].

4.2 Factores extrínsecos

4.2.1 Os medicamentos

Os antibióticos de largo espetro (ATBs) alteram a flora oral saprófita, o que irá promover a proliferação de leveduras, e este risco aumenta com a duração da utilização [33].
Os medicamentos imunossupressores predispõem à candidíase oral, alterando a flora oral, perturbando a superfície da mucosa e mudando o carácter da saliva [33].

A radioterapia e a quimioterapia antitumoral conduzem assim a uma redução da imunidade favorável ao desenvolvimento de Candida [30].
Além disso, os medicamentos anticolinérgicos, nomeadamente os psicotrópicos (antidepressivos e neurolépticos), podem ser responsáveis pela hiposialia e aumentar o risco de candidíase oral [30].

4.2.2 Alcoolismo crónico e fumar

O consumo excessivo danifica o revestimento do esófago, o que pode levar à colonização por Candida [34].
O tabagismo provoca alterações na pigmentação dos dentes, altera o olfato e o paladar, abranda e perturba a cicatrização de feridas durante a cirurgia dentária, como as extracções. É também considerado um indicador de risco significativo para o aumento da atividade da cárie e está associado a uma maior suscetibilidade à candidíase oral [34].

5. ASPECTOS CLÍNICOS DA CANDIDÍASE ORAL

5.1 Candidíase pseudomembranosa aguda

Também conhecida como candidíase aguda, esta é a forma mais comum e geralmente apresenta-se como uma camada esbranquiçada ou branco-amarelada que lembra leite coalhado e que cobre a mucosa oral, a superfície labial, o palato, a língua, o periodonto e a orofaringe e que se desprende facilmente, revelando uma mucosa vermelha erosiva. Os doentes podem queixar-se de uma sensação de gosto metálico e secura [15,35].

Ocorre em pessoas de idade avançada, durante a diabetes e em doentes com VIH, e também afecta doentes que tomam corticosteróides inalados, antibióticos, medicamentos psicotrópicos ou quimioterapia [15,35].

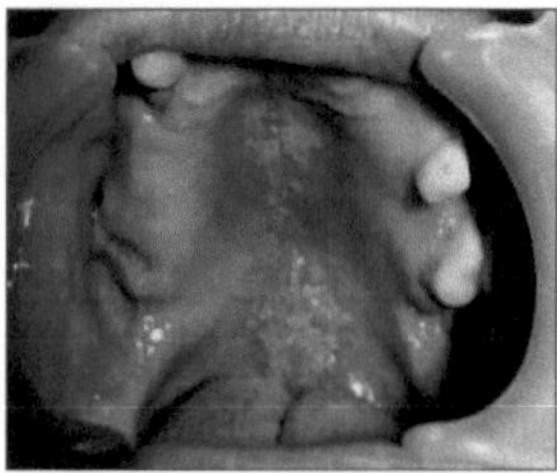

Figura 5: Candidíase pseudomembranosa num doente asmático a tomar corticosteróides inalados [27].

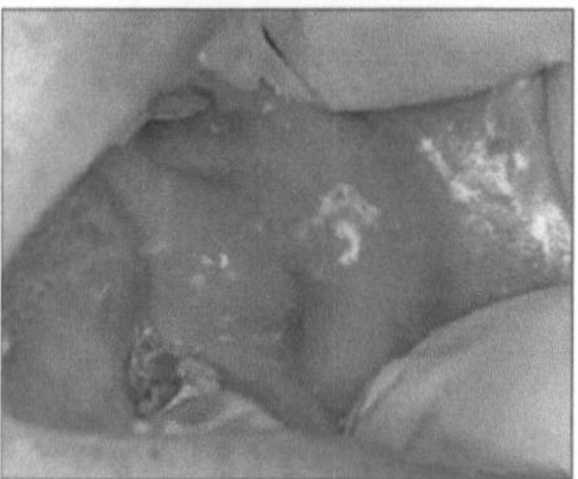

Figura 6: Candidíase pseudomembranosa da bochecha esquerda [36].

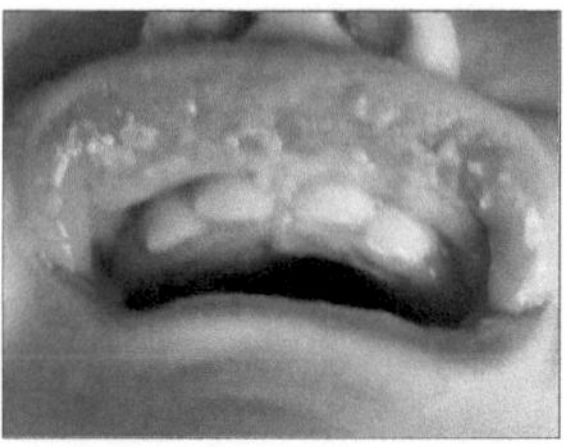

Figura 7: Candidíase pseudomembranosa em bebés [36].

5.2 Candidíase eritematosa atrófica aguda

Este tipo de candidíase ocorre no contexto de uma antibioterapia de largo espetro, na sequência de uma redução dos níveis de flora bacteriana, que facilita a proliferação de Candida, ou quando se tomam corticosteróides em aerossol. Pode preceder ou ser consequência de candidíase pseudomembranosa aguda, a mucosa oral é vermelha inflamatória sem placa esbranquiçada e a língua é vermelhão e depilada. É uma forma dolorosa de queimadura [15,37].

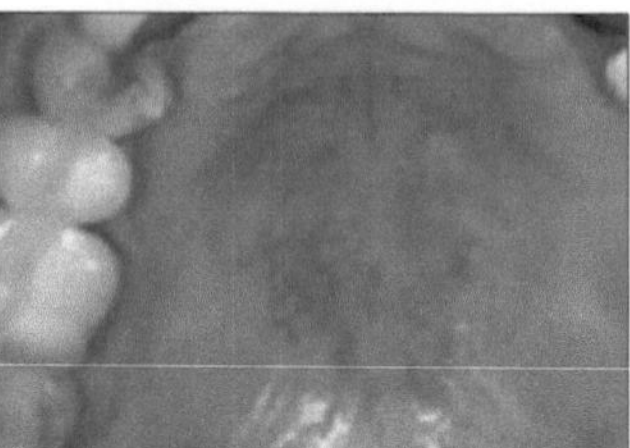

Figura 8: Candidíase atrófica eritematosa num indivíduo idoso [30].

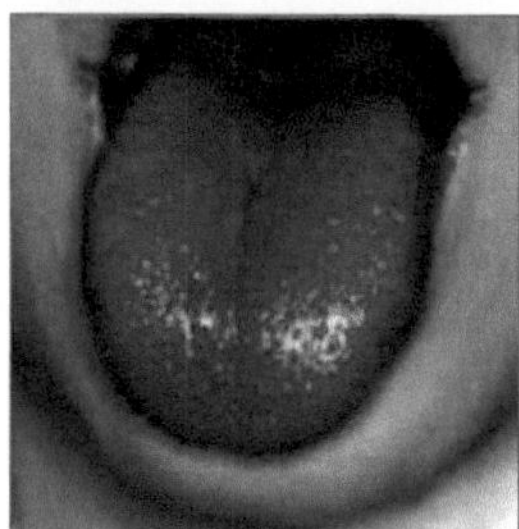

Figura 9: Candidíase eritematosa com perlchea [38].

5.3 Candidíase eritematosa atrófica crónica

Conhecida como estomatite protética, ocorre geralmente em pessoas que usam dentaduras dia e noite. A estomatite protética é observada em até 75% dos utilizadores de próteses [37]. Outros factores predispõem o indivíduo à estomatite protética: má higiene oral, hábito de chupar o polegar e trauma dentário devido a próteses inadequadas [37]. Clinicamente, caracteriza-se por um eritema crónico dos tecidos cobertos pela prótese dentária. A dor é ligeira ou ausente, e as lesões orais estão associadas a queilite angular [15,33].

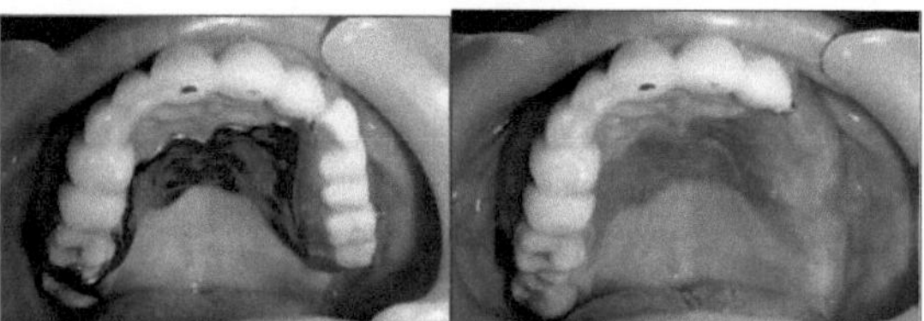

Figura 10: Estomatite protética mostrando eritema localizado dos tecidos cobertos pela dentadura [27].

5.4 Candidíase pseudomembranosa crónica

Trata-se de um caso agudo de aftas não tratado que evoluiu para uma doença crónica. Os factores predisponentes são os mesmos que para a forma aguda [15]
Nesta condição, os revestimentos esbranquiçados aderem a uma mucosa eritematosa [15].

5.5 Candidíase hiperplásica crónica

Também conhecida como candidíase pseudotumoral, caracteriza-se por placas difíceis de remover na superfície interna das bochechas e nos lados da língua. Existe um risco de transformação maligna deste tipo de lesão [16,35].

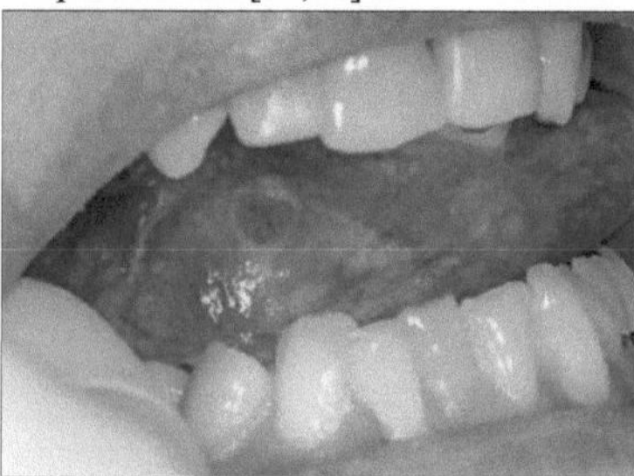

Figura 11: Candidíase hiperplásica com alterações traumáticas da úlcera devido a fricção[36].

5.6 Queilite angular ou perlèche

Apresenta-se como fissuras e crostas nas comissuras labiais. Existem várias etiologias que implicam a ocorrência desta forma: o uso de próteses dentárias inadequadas, xerostomia, lambedura, bruxismo e deficiência de vitamina B [15]. A queilite angular é mais frequentemente uma infeção fúngica e/ou bacteriana oportunista [15].

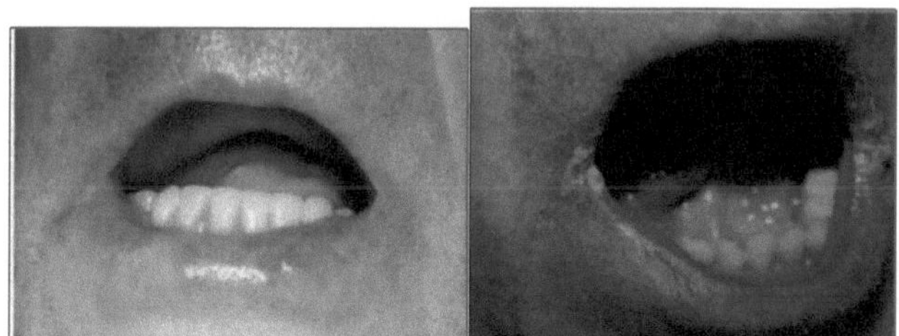

Figura 12.queilite angular ou perlecheíte num indivíduo idoso [30,37].

5.7 Candidíase crónica em

Esta forma é observada em doentes diabéticos não insulino-dependentes e fumadores [15]. Existem dois aspectos:

5.7.1 Glossite mediana rhombic

Também conhecida como atrofia papilar central, esta é uma doença que afecta o sistema de órgãos. Neste caso, o órgão afetado é a língua, e o doente queixa-se de formigueiro ou ardor em contacto com alimentos picantes ou ácidos [15].

É um romboide despapilado medio-lingual [15].

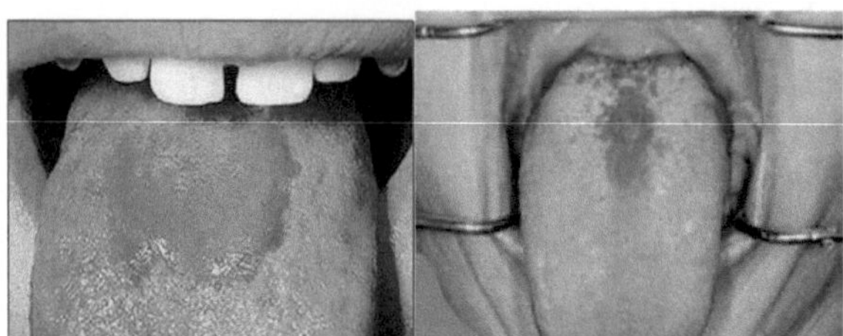

Figura 13: Glossite rômbica mediana [36,38].

5.7.2 Ouranite mediana posterior

Caracteriza-se por uma área eritematosa rodeada por uma mancha vermelha, correspondendo aos óstios inflamatórios das glândulas salivares [15].

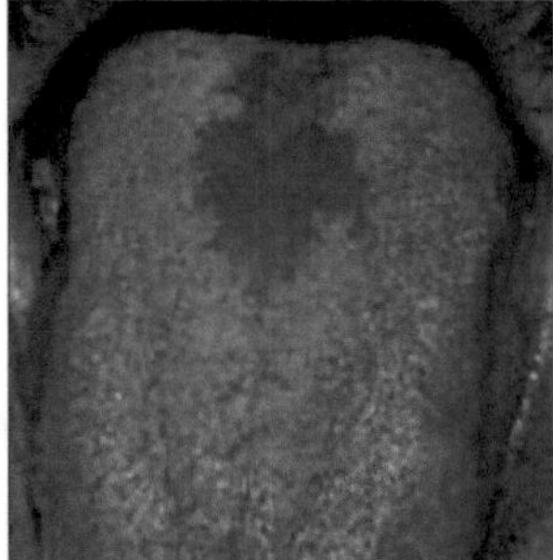

Figura 14: Forma eritematosa associada a ouranite mediana num doente VIH+ [39].

5.8 Língua branca saburrale

Esta forma é caracterizada por um revestimento esbranquiçado que cobre a língua, é frequentemente observada em casos de distúrbios digestivos e pode ser de origem infecciosa, causada por um fungo do género Candida [15].

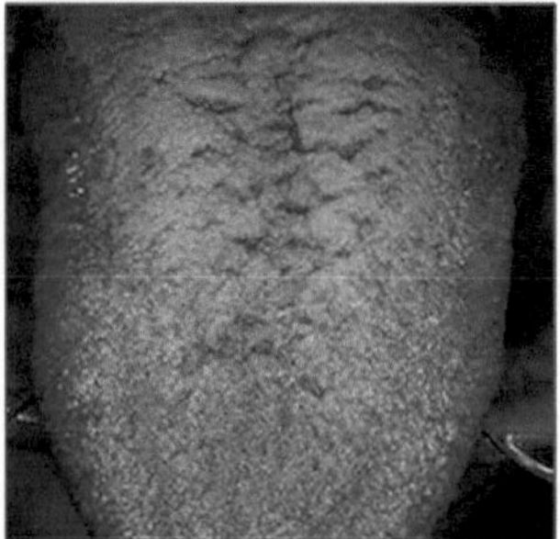

Figura 15.Língua branca sabral [40].

5.9 Língua negra

Trata-se de uma forma bastante comum, caracterizada pelo alongamento e hipertrofia das extremidades das papilas, levando à formação de vilosidades que se tornam negras. Estas papilas são aglomeradas por um revestimento mucopolissacárido derivado da saliva. Pensa-se que a cor preta se deve à oxidação e à natureza cromogénica de certas bactérias [15]. A má higiene oral, as patologias digestivas, o consumo de álcool ou o tabagismo e o efeito oxidativo de certos ATBs foram sugeridos como contribuindo para o desenvolvimento desta condição [15].

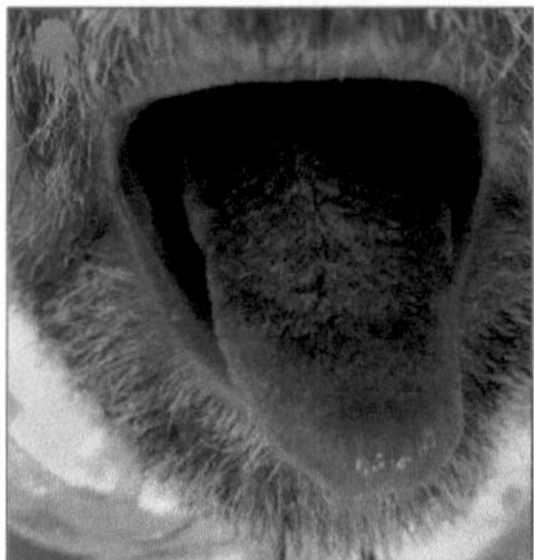

Figura 16: Língua negra num doente idoso [41].

6. DIAGNÓSTICO DE CANDIIDOSE ORAL

O diagnóstico da candidíase oral é essencialmente clínico, baseado no reconhecimento das lesões, e pode ser confirmado pela identificação microscópica de Candida em esfregaços orais e/ou isolamento em cultura [42].

A deteção de Candida na cavidade oral não é indicativa de infeção, uma vez que se trata de um microrganismo comensal comum nesta área. Um diagnóstico definitivo de candidíase requer a confirmação da invasão dos tecidos por Candida. Este facto sublinha a importância do diagnóstico clínico da doença [42].

6.1 Diagnóstico clínico

A história, seguida de um exame minucioso da boca, palato mole e palato duro, bem como da mucosa bucal em pessoas que usam dentaduras depois de estas terem sido removidas, é geralmente um bom ponto de partida. O diagnóstico correto é geralmente feito com base na descoberta da lesão caraterística, na exclusão de outras possibilidades e na resposta ao tratamento antifúngico [33].

O estudo micológico é geralmente necessário quando existem dúvidas de diagnóstico, quando há resistência aos medicamentos antifúngicos ou quando a dose do medicamento antifúngico tem de ser ajustada, como nos doentes imunocomprometidos. As técnicas micológicas também são utilizadas quando é necessário controlar a doença para evitar a propagação da infeção e quando é necessário identificar a espécie de Candida para estabelecer o tratamento mais eficaz. As biopsias são sempre necessárias na candidíase hiperplásica para excluir a displasia epitelial [42].

As leveduras podem ser identificadas com base em quatro critérios diferentes: morfológico e bioquímico (para o diagnóstico de candidíase oral), ou imunológico e genético (para o diagnóstico de candidíase invasiva ou a diferenciação de espécies como C. albicans e C. dubliniensis) [42].

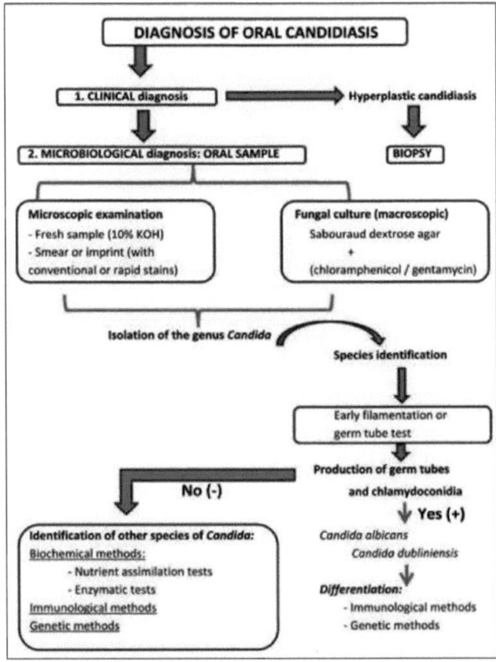

Figura 17: Diagnóstico da candidíase oral [42].

6.2 Diagnóstico microbiologia

6.2.1 Exame microscópico

O exame microscópico pode ser efectuado com amostras frescas, utilizando hidróxido de potássio (KOH) a 10%, que dissolve as células epiteliais e deixa a Candida intacta, ou hidróxido de sódio (NaOH) a 15-30%. Também é possível preparar esfregaços ou impressões de amostras de lesões, seguidos de coloração convencional com Giemsa ou PAS, ou técnicas rápidas como a coloração de Gram. No caso da candidíase hiperplásica, obtém-se geralmente uma biópsia das lesões, que é corada com hematoxilina-eosina (mostrando leveduras e fungos), Candida pseudomycelia roxa), PAS ou Gomori-Grocott Methenamine Silver [42].

6.2.2 Cultura micológica

A observação macroscópica é efectuada em placas de cultura. O meio de cultura utilizado é o ágar Sabouraud dextrose, que permite o crescimento seletivo de fungos. Normalmente, adiciona-se a este meio cloranfenicol 0,05 g/l ou gentamicina 0,5 g/l para inibir o crescimento bacteriano. Também se pode adicionar cicloheximida 0,05 g, uma vez que impede a proliferação de outros fungos acompanhantes. Após incubação (24-48 horas), observam-se colónias lisas, brilhantes e esbranquiçadas [42].

6.2.3 Identificação das espécies

6.2.3.1 Ensaio de filamentação (blastèse test)

Utilizando culturas, podemos isolar o género Candida e identificar a espécie. Para a identificação de C. albicans, utiliza-se o teste de filamentação precoce ou o teste do tubo germinativo. Para estes testes, podem ser utilizados ágar amido de milho, ácido oxgall-preado-cafeico, leite diluído e vários soros, como o soro de cavalo. O soro de cavalo é a opção mais utilizada, com incubação a 37°C durante 2-3 horas. Após o período de incubação, podemos observar os tubos germinativos caraterísticos da C. albicans [42].

6.2.3.2 O teste de clamidodesporulação

Em meios PCB (batata, cenoura, mármore) e RAT (arroz, ágar, tween 80), C. albicans produz clamidósporos na extremidade do pseudomicélio em 24 a 48 h a 25-28°C, enquanto C. dubliniensis produz clamidósporos em maior número, dispostos em pares ou trigémeos [15].

A identificação de tubos germinativos e clamidoconídios é indicativa de uma infeção produzida por C. albicans e/ou C. dubliniensis, enquanto a sua ausência é indicativa de uma provável infeção devida a espécies não-C. albicans [42].

6.2.3.3 Métodos bioquímicos

Se for necessário avaliar outras espécies de Candida, podem ser utilizados métodos bioquímicos, incluindo técnicas enzimáticas, métodos e técnicas mistas que combinam testes enzimáticos e de assimilação de nutrientes. As técnicas enzimáticas (meios cromogénicos, meios comerciais para a identificação rápida de C. albicans e métodos comerciais para a identificação rápida de C. glabrata) detectam a atividade de certas enzimas de levedura através da hidrólise específica de um substrato cromogénico na presença de um indicador enzimático. Estão disponíveis comercialmente numerosas técnicas enzimáticas (CHROMagar Candida®, Candida® ID, etc.). No entanto, o sistema mais frequentemente utilizado é o CHROMagar Candida®, em que C. albicans cresce formando colónias verdes lisas, C. tropicalis forma colónias azuis lisas e C. krusei forma colónias cor-de-rosa rugosas. Outro método cromogénico muito utilizado é o Candida ID®, em que C. albicans cresce formando colónias azuis lisas, C. tropicalis e C. guillermondii geram colónias cor-de-rosa e as restantes espécies aparecem como colónias brancas. Em termos de sensibilidade e especificidade dos métodos cromogénicos, CHROMagar Candida® e Candida ID® são simples, fáceis de utilizar, acessíveis e oferecem uma boa sensibilidade e especificidade, uma vez que permitem a identificação presuntiva da maioria das espécies de Candida [42].

Entre a gama de técnicas bioquímicas, os testes de absorção de nutrientes avaliam a capacidade dos fungos para utilizar diferentes açúcares como uma única fonte de carbono. São utilizados meios que contêm todos os elementos essenciais para o crescimento, com exceção de uma fonte de carbono. Um determinado açúcar é então adicionado ao meio e a capacidade do fungo para assimilar este açúcar é demonstrada pelo seu crescimento no meio de cultura. Esta técnica produz o que se designa por auxanograma. O auxanograma pode ser obtido através de técnicas convencionais, micrométodos comerciais ou sistemas automatizados. Atualmente, estão disponíveis numerosas técnicas que facilitam a utilização destes testes, tornando-os mais rápidos, mas também mais caros. Os testes de assimilação de nutrientes incluem Auxacolor®, Uni- Yeast-Tek®, API 20 C AUX®... Finalmente, entre os métodos bioquímicos, algumas técnicas comerciais combinam testes enzimáticos e técnicas de assimilação de nutrientes, como o Rapid Yeast Plus System® e o Fongiscreen 4H® [42].

6.2.3.4 métodos imunológicos

A C. dubliniensis produz tubos germinativos e clamidósporos da mesma forma que a C. albicans. Para os distinguir, é necessário aplicar critérios imunológicos e genéticos. Estes critérios são também utilizados para diagnosticar a candidíase invasiva. Os critérios imunológicos são utilizados em doentes com condições clínicas complicadas (como os imunocomprometidos), quando é difícil obter amostras profundas ou quando há longos intervalos de espera entre culturas. As técnicas imunológicas incluem métodos baseados na deteção de manano/anti-manano (Platelia™ Candida Ab/Ac/Ak), deteção de anticorpos antimiceliais (Candida albicans IFA IgG), deteção de outros anticorpos (Candida Detect™) e deteção de (1-3) β-D-glucano (Fungitec G, Wako, B-Gstar). Os procedimentos imunológicos incluem também a aglutinação de partículas de látex, com base na utilização de anticorpos monoclonais específicos (Bichro-latex albicans®, Krusei-color®, Bichro-Dubli®) [42].

6.2.3.5 Métodos genéticos

As técnicas genéticas oferecem uma elevada sensibilidade e especificidade e permitem a identificação do agente patogénico sem necessidade de culturas. Além disso, podem ser utilizadas amostras de doentes que estejam a receber tratamento antifúngico; no entanto, estas técnicas são mais dispendiosas e não estão disponíveis na maioria dos hospitais. O diagnóstico molecular baseia-se em técnicas de hibridação e amplificação de ácidos nucleicos. O objetivo dos sistemas genéticos é identificar as leveduras diretamente em amostras clínicas sem a necessidade de extrair ácidos nucleicos, eliminando assim o tempo de cultura e reduzindo os custos. Bosco-Borgeat et al. e Liguori et al, propuseram ensaios de reação em cadeia da polimerase (PCR) multiplex, uma vez que cumprem o objetivo acima referido; no entanto, embora estes ensaios sejam válidos, continuam a ser dispendiosos [42].

7. TRATAMENTO DA CANDIDÍASE ORAL

O tratamento da candidíase oral baseia-se em quatro princípios:

1- Diagnóstico precoce e preciso da infeção.

2- Corrigir factores predisponentes ou doenças subjacentes.

3- Avaliar o aspeto clínico da candidíase oral por Candida.

4- Utilização adequada de agentes antifúngicos, avaliando a relação eficácia/toxicidade caso a caso.

Ao escolher entre determinados tratamentos, é importante ter em conta a espécie de Candida, a sua forma clínica e se deve ser combinado com um tratamento tópico ou um tratamento sistémico mais complexo, avaliando sempre a relação eficácia/toxicidade [43].

Os objectivos do tratamento são identificar e eliminar possíveis factores contribuintes, impedir a propagação sistémica e eliminar qualquer desconforto associado. O tratamento farmacológico deve ser adaptado a cada doente, dependendo do seu estado de saúde atual, da apresentação clínica e da gravidade da infeção [43].

Antes de iniciar o tratamento, é necessário eliminar primeiro os factores que podem ser identificados como contribuindo para a doença, a fim de melhorar o resultado terapêutico e reduzir a probabilidade de recorrência da candidíase:

o Gestão da diabetes.

o Restabelecer uma boa higiene oral, utilizando elixires com atividade anti-Candida, nomeadamente triclosan e gluconato de clorexidina, e utilizando óleos essenciais (OE), que contêm extractos naturais de plantas, tais como :

Allium cepa "cebola", Allium sativum "alho", Allium schoenoprasum "cebolinho", Allium tuberosum "cebolinho chinês". Foram atribuídas várias actividades farmacológicas a estas espécies, incluindo atividade antidiabética, hepatoprotectora, antiparasitária e antibacteriana e, acima de tudo, atividade antifúngica contra isolados de C. parapsilosis e efeitos inibitórios na formação de biofilme em [44].

Pensa-se que a Cinnamomum cassia "canela chinesa" é ativa contra a C. albicans e a C. tropicalis,

C. glabrata e C. krusei, é eficaz na redução do número de culturas de C. albicans pseudohyphae, que é considerado um importante fator de virulência [44].

Os testes também demonstraram a atividade anti-proliferativa do OE de cássia contra a Candida [44].

Alguns estudos relataram que o OE de Cinnamomum zeylanicum 'Ceylon cinnamon' tem atividade antifúngica contra Candida Spp, muito provavelmente através da rutura da parede celular da levedura [44,45].

O Coriandrum sativum 'coentro' é amplamente utilizado como agente redutor do colesterol, estimulante digestivo, anti-hipertensivo, antibacteriano e antioxidante [44,45].

O OE de coentros também demonstrou ter um poderoso efeito antifúngico contra a Candida, actuando de forma semelhante à nistatina e à anfotericina B [44,45].

Foi demonstrado que o citral, um agente naturalmente presente em muitos frutos cítricos, tem uma atividade fungicida contra a Candida [44].

Foi relatado que o timol, um composto aromático presente no tomilho, tem um poderoso efeito antifúngico contra estirpes de Candida, actuando na membrana celular dos fungos e produzindo um efeito sinérgico quando utilizado com a nistatina para inibir o crescimento destas estirpes [44].

Sabzghabaee et al, avaliaram a eficácia clínica de um gel contendo o OE de Pelargonium graveolens para o tratamento da estomatite protésica. Outro estudo clínico, realizado por Amanlou et al, mostrou que o OE de Zataria multiflora também é eficaz no tratamento da estomatite protética. Os utilizadores de próteses aplicaram um gel contendo 0,1% de OE de Zataria multiflora quatro vezes por dia durante quinze dias. A presença de eritema na superfície do palato dos participantes foi consideravelmente reduzida, assim como o número de estirpes de leveduras [44].

A curcumina apresenta uma atividade antifúngica através de vários mecanismos, tais como a orientação para as vias metabólicas, a indução de apoptose e o aumento das espécies reactivas de oxigénio. Estas propriedades da curcumina são eficazes na conceção de formulações de medicamentos com menos efeitos secundários e desempenho superior. Narayanan et al, avaliaram a ação inibidora da curcumina contra C. albicans, C. parapsilosis, C. glabrata e C. dublieniensis, provando o seu potencial como alternativa terapêutica aos antifúngicos convencionais [44,45].

o A colocação da prótese e a necessidade de a retirar à noite e de a lavar corretamente, deixando-a imersa numa solução desinfetante, beneficiará a eliminação da camada de biofilme gerada na superfície protética.

- Deixar de fumar.
- Tratamento : corticosteróides, imunossupressores, antibióticos.

Para os doentes que utilizam inaladores de esteróides, é importante escovar e enxaguar o céu da boca após cada utilização. Encaminhar o doente para o farmacêutico para rever a técnica de inalação de aerossóis adequada e considerar a necessidade de uma câmara de inalação alternativa e de um inalador de dose calibrada, se necessário [38,46].

Tratamento curativo

No que diz respeito ao tratamento farmacológico da candidíase, pode ser feita uma distinção entre dois procedimentos: medicamentos tópicos, que são aplicados na área afetada e tratam infecções superficiais, e medicamentos sistémicos, que são prescritos quando a infeção é mais generalizada e não foi suficientemente tratada com terapia tópica [43].

O tratamento das micoses orais é inicialmente local. Pode ser iniciado sob a forma de colutórios compostos (Éludril® 90 ml, Fungizone® 60 ml, água 14bicarbonatada 500 ml), quando o exame clínico é inconclusivo ou enquanto se aguardam os resultados da amostragem micológica. Esta preparação magistral é muito bem tolerada e melhora o conforto oral, mas tem a desvantagem de ser instável e deve ser mantida fresca (frigorífico). Se a micose for clinicamente evidente, o tratamento antifúngico pode ser iniciado imediatamente sem esperar pelos resultados da zaragatoa [38].

No caso de lesões precoces ou ligeiras

Baseia-se na prescrição de primeira linha de um agente antifúngico local:

Nistatina (Mycostatin) ou Anfotericina B (Fungizone) por via oral ou a aplicação de um gel de Miconazol (Daktarin gel) 3 a 4 vezes por dia entre as refeições durante um período de 7 a 15 dias, sendo necessário que o produto permaneça em contacto com a mucosa oral durante 2 a 3 minutos [43].
O miconazol (Loramyc) 50 mg comprimido gengival, 1cp/d de manhã durante 7 dias, também pode ser utilizado [43].

Nos doentes que usam , ao enxaguar com o antifúngico tópico, as dentaduras devem ser removidas para assegurar um bom contacto entre o medicamento e a mucosa afetada [43].

Em caso de recidiva ou de mais lesões

Em doentes imunocomprometidos ou após repetidos insucessos dos tratamentos locais, são prescritos agentes antifúngicos sistémicos [43].
O fluconazol (Triflucan) é bem tolerado e é recomendado como tratamento de primeira linha, exceto se a espécie isolada for C. krusei ou C. glabrata. A dose diária é de 50 a 100 mg, consoante a intensidade das lesões e o estado do doente, 1 comprimido por dia durante 7 a 14 dias [43].
Vários estudos demonstraram que é um medicamento muito eficaz contra a candidíase pseudomembranosa, uma vez que adere bem à superfície da mucosa oral e tem uma resposta

sintomática rápida [43].
Outra alternativa é a prescrição de Itraconazol [43].

Se isto falhar, Voriconazol, Posaconazol ou

Capsofungina [43].

Em formulários

Recomenda-se o tratamento sistémico com Fluconazol 100 mg/d/15 d. É necessário especificar as espécies de Candida envolvidas e que estes regimes de tratamento não contribuam para o aparecimento de estirpes resistentes, particularmente para C. krusei e C. glabrata [15].

8. PROFILAXIA DA CANDIDÍASE ORAL

Como a prevenção é o tratamento mais eficaz, muito mais do que erradicar as leveduras com agentes antifúngicos sintéticos ou naturais, é essencial abordar e modificar os factores predisponentes. Por conseguinte, é essencial ter uma boa higiene pessoal [47].

A prevenção é assegurada por boas práticas de higiene e uma atenção especial à adaptação das próteses dentárias para evitar a proliferação de Candida spp e limitar os efeitos adversos dos agentes antifúngicos tradicionais [45].

Foram feitos progressos no desenvolvimento de biomateriais anti-Candida e, utilizando produtos poliméricos, inorgânicos e naturais que são intrinsecamente fungistáticos ou fungicidas, podem ser desenvolvidas várias estratégias para impedir a proliferação de Candida spp [45].

A funcionalização e/ou incorporação destes produtos em materiais de base de dentaduras são consideradas novas opções de tratamento eficazes para a candidíase oral [45].

A presença de biofilmes de Candida reduz a probabilidade de os organismos serem eliminados pelos mecanismos de defesa do hospedeiro e pelos agentes antifúngicos. Por conseguinte, é essencial uma gestão adequada dos biofilmes. Não existe uma abordagem única que possa ser adoptada para combater especificamente os biofilmes de Candida, sendo geralmente adoptados vários métodos mecânicos e químicos destinados a melhorar a higiene oral. Idealmente, uma abordagem anti-biofilme irá prevenir o desenvolvimento de biofilme em primeiro lugar, bem como ser eficaz contra biofilmes estabelecidos. As práticas normais de higiene oral, incluindo a escovagem dos dentes e a utilização de elixires bucais, são importantes [19].

Os probióticos podem ser utilizados regularmente como meio profilático ou terapêutico, sem efeitos secundários, para reduzir a Candida. Os probióticos são microrganismos vivos que são administrados em quantidades adequadas. O conceito subjacente à sua utilização no tratamento da candidíase oral seria o de exercer uma pressão microbiológica no ambiente local, quer competindo por locais de adesão e nutrientes, quer criando um ambiente que não é propício ao crescimento da Candida. Os probióticos também parecem ter efeitos benéficos na modulação imunitária [19,48]. Os probióticos também reduzem o risco de hipossalivação e a sensação de boca seca, pelo que podem ser considerados benéficos para a saúde oral em geral [48].

Não é menos importante evitar certos factores de risco, como dietas ricas em açúcar e pobres em vitaminas e minerais, ou a utilização de antibióticos. A frequência de utilização de ATB, a duração, a amplitude e as quantidades devem ser reduzidas ao mínimo [47].

Enxaguar a boca após a utilização de um esteroide inalado é útil na prevenção da candidíase oral [49].

A glucose promove o crescimento das leveduras e uma dieta rica em hidratos de carbono aumenta a sua adesão às células epiteliais orais [49].

Limitar o seu consumo é útil no controlo da colonização por Candida e da infeção oral [49].

A remoção mecânica das placas de Candida ou do biofilme pesado das lesões orais pode melhorar a ação antifúngica e acelerar a cicatrização [49].

Os factores predisponentes subjacentes devem ser identificados e tratados simultaneamente, e monitorizados regularmente [49].

MATERIAIS E MÉTODOS

1. Equipamento

1.1 Quadro de o estudo

O estudo teve lugar no Hospital Universitário Benflis Touhami (CHU Batna), nos seguintes serviços

1. Serviço de pediatria; unidade de internamento pediátrico e berçário.
2. Serviço de Medicina Interna; unidades de internamento masculinas e femininas.
3. Ortopedia e Traumatologia; unidade de internamento para homens, mulheres e crianças.
4. Serviço de cardiologia; unidade de internamento para homens e mulheres.

As zaragatoas orais são depois processadas no departamento de parasitologia e micologia médica do Hospital Universitário de Batna.

1.2 Tipo de estudo

Este é um estudo prospetivo descritivo transversal, baseado na observação da condição oral, particularmente da mucosa oral, e na avaliação da frequência da candidíase oral e dos factores de risco envolvidos na ocorrência desta doença em doentes diabéticos hospitalizados de diferentes idades durante um período de cinco (5) meses, de 01st de novembro de 2021 a 31 de março de 2022.

1.3 População de o estudo

Todos os doentes diabéticos tratados no Centro Hospitalar do Batna que aceitaram responder ao questionário.

- **Inclusão :**

• Doentes diabéticos de diferentes idades e sexos, previamente diagnosticados com esta doença.
• Doentes a quem foi recentemente diagnosticada diabetes mellitus.
• Os doentes diabéticos que consentiram em participar no nosso estudo.

- **Exclusão :**

• Pacientes diabéticos seguidos no Hospital Universitário de Batna que não aceitaram responder aos questionários e/ou submeter-se a um exame dentário oral durante o período do nosso estudo.

1.4 Recolha de dados

Os dados foram recolhidos a partir de fichas de informação que continham as seguintes informações: informações gerais e específicas sobre a candidíase oral. Para as informações gerais, procurámos saber, para todos os doentes, o seguinte: serviço de internamento, tipo e idade da diabetes, sexo, idade, motivo e duração do internamento, antecedentes médicos e cirúrgicos e tratamento recebido. Para a candidíase oral, procurou-se informação específica sobre: medidas de higiene e dietéticas, escovagem dos dentes, visitas ao dentista e sinais clínicos na cavidade oral (ver anexo 1).

1.5 Processamento e análise de dados

Realizámos uma tabulação manual para classificar os dados de acordo com o alvo. Os dados recolhidos foram introduzidos e analisados com recurso ao software Excel 2016.

1.6 Equipamento de laboratório

1.6.1 Reagentes e soluções

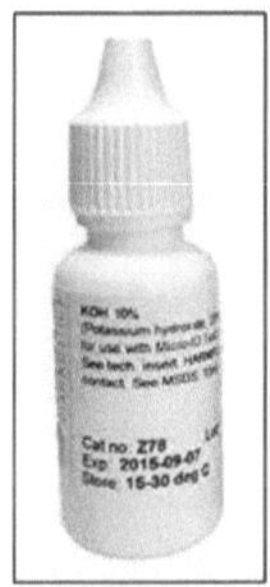

Figura 18: Hidróxido de potássio KOH

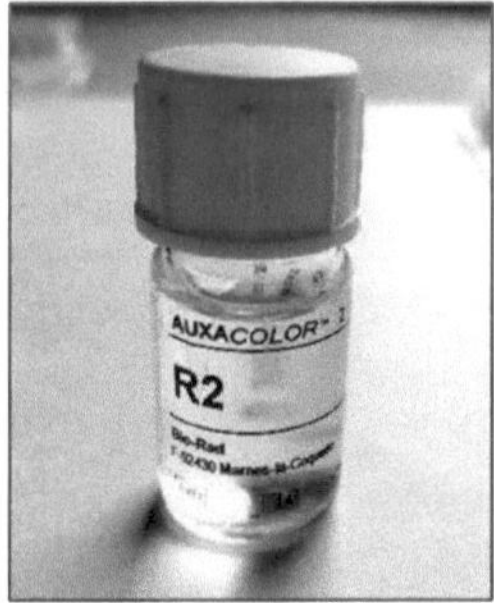

Figura 19: Meios de suspensão Auxacolor

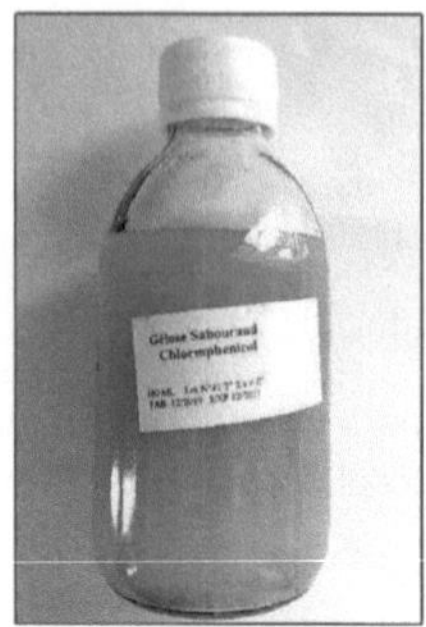

Figura 20: Frasco de ágar Sabouraud-Cloranfenicol

1.6.2 Equipamento para amostragem

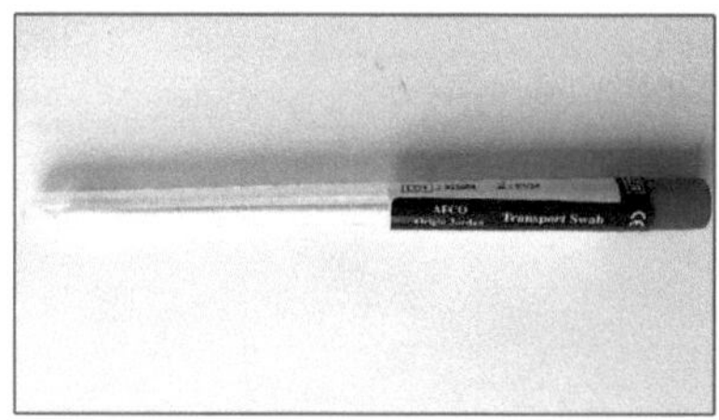

Figura 21: Esfregaço de algodão esterilizado

1.6.3 meios de cultura

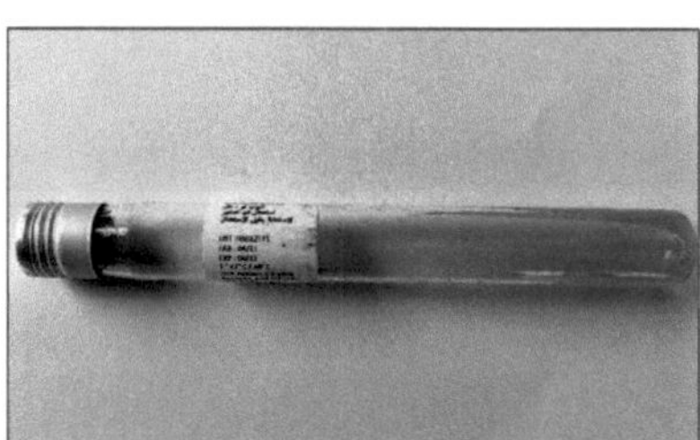

Figura 22: Meio de cultura Sabouraud-cloranfenicol em tubo

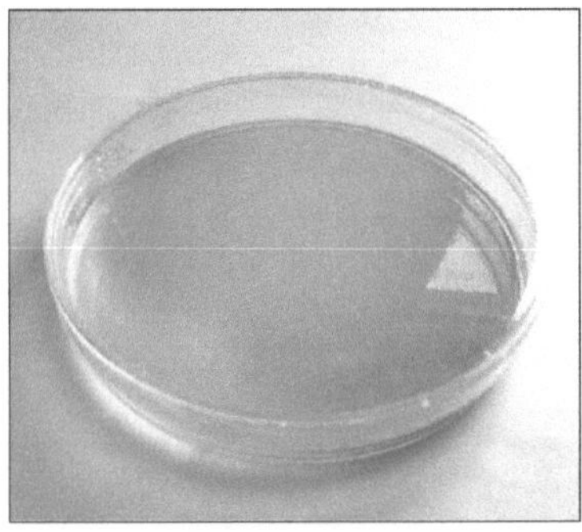

Figura 23: Meio de cultura Sabouraud-cloranfenicol em placa de Petri

1.6.4 Equipamento

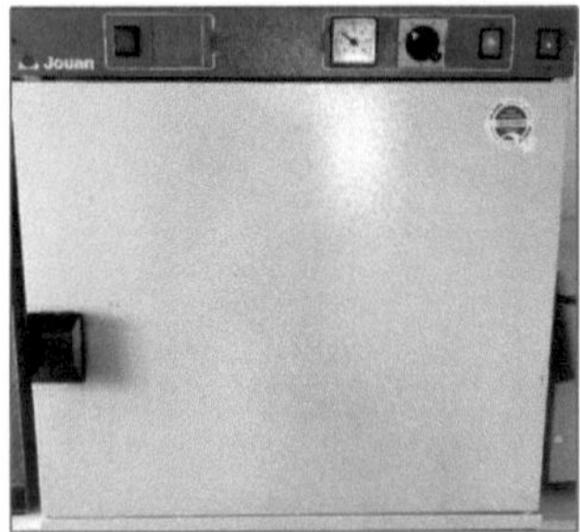

Figura 24: Forno a 37°C

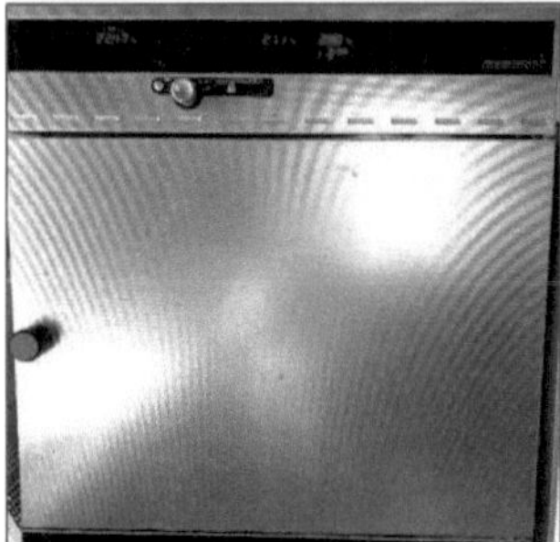

Figura 25: Forno a 27 °C

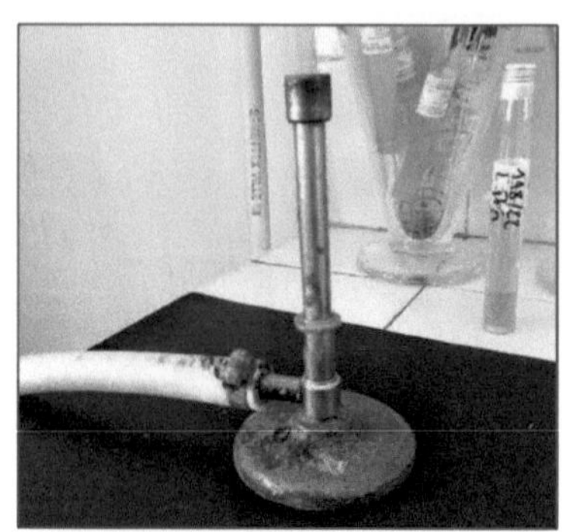

Figura 26: Bico de Bunsen

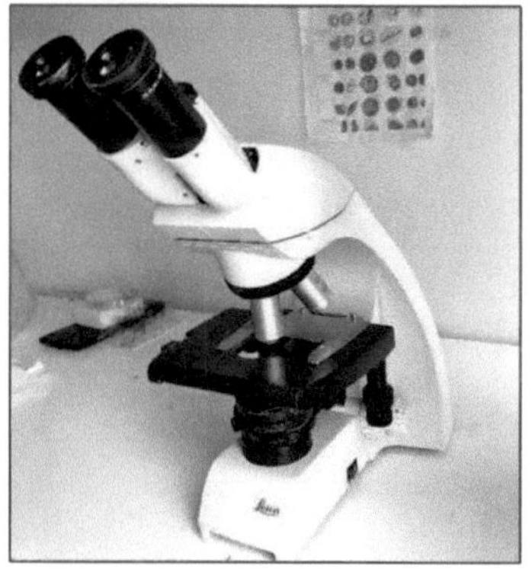

Figura 27: Microscópio ótico

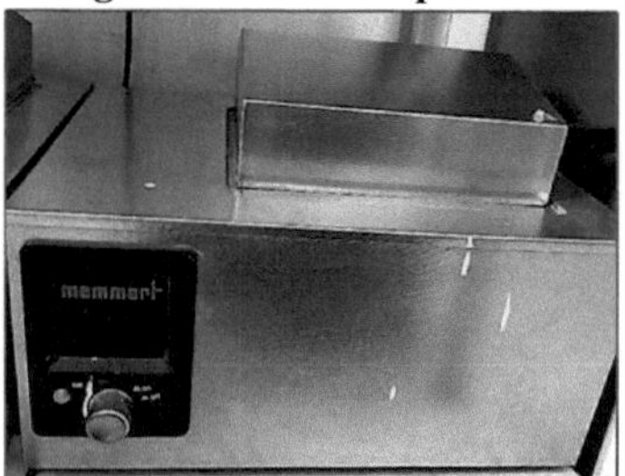

Figura 28: Banho de água

1.6.5 Material de identificação

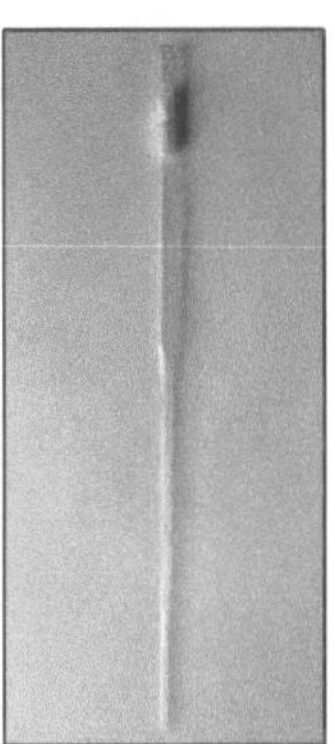

Figura 29: Pipeta pasteur de vidro

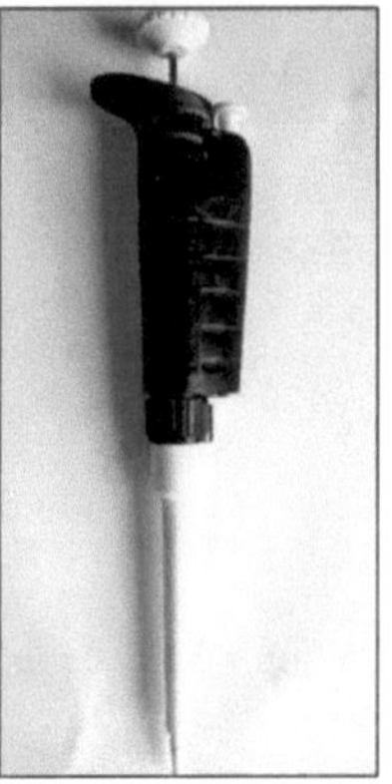

Figura 30: Pipeta de pistão

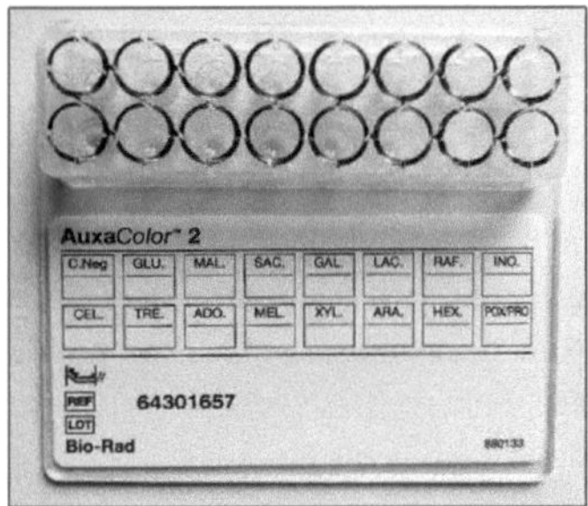

Figura 31: Microplaca Auxacolor

1.6.6 Outros equipamentos consumíveis

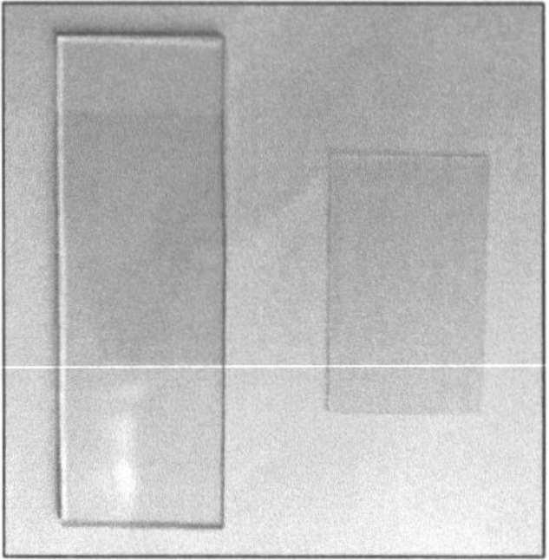

Figura 32: Lâmina e ripa

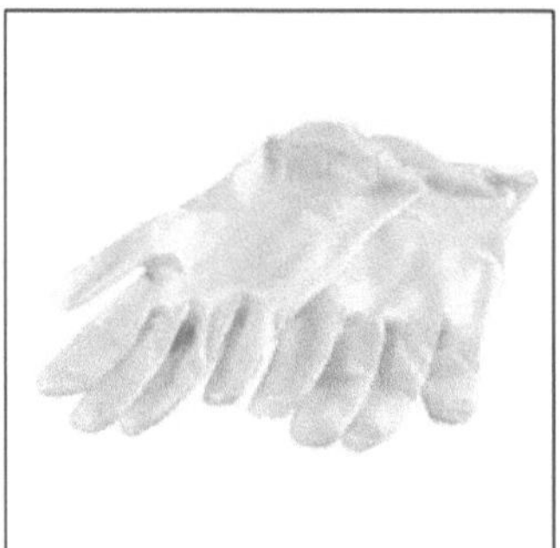

Figura 33: Luvas

2. Metodologia

2.1 Amostragem e exame

O exame clínico consiste na observação de alterações da mucosa oral, língua, palato mole e duro, bochechas, periodonto e orofaringe, bem como de qualquer aspeto anormal da boca (manchas ou revestimentos esbranquiçados, vermelhidão, aftose oral, fissura da língua, secura, inflamação, eritema dos tecidos cobertos pela prótese, fissura e crostas nas comissuras labiais, etc.).Após um exame oral minucioso de toda a cavidade oral, foram colhidas zaragatoas estéreis da língua, do interior das bochechas, do palato mole ou de uma lesão identificada, de preferência com o estômago vazio, em ambiente estéril, que foram depois analisadas e enviadas o mais rapidamente possível para o serviço de parasitologia e micologia médica. No total, foram colhidas 78 amostras durante o nosso estudo.

2.2 Preparação de meios de cultura

Após a solidificação do ágar, algumas placas de Petri são submetidas a um teste de esterilidade na estufa a 37° para controlar a qualidade dos meios. Os meios de cultura são então armazenados no frigorífico.

2.3 Cultura micológica

Antes de inocular as amostras, foram mantidas todas as condições de esterilidade e os tubos de cultura foram numerados. Perto do bico de Bunsen, as amostras foram cultivadas em meio Sabouraud com adição de cloranfenicol e depois incubadas numa estufa a 37°C durante 24 a 48 horas.

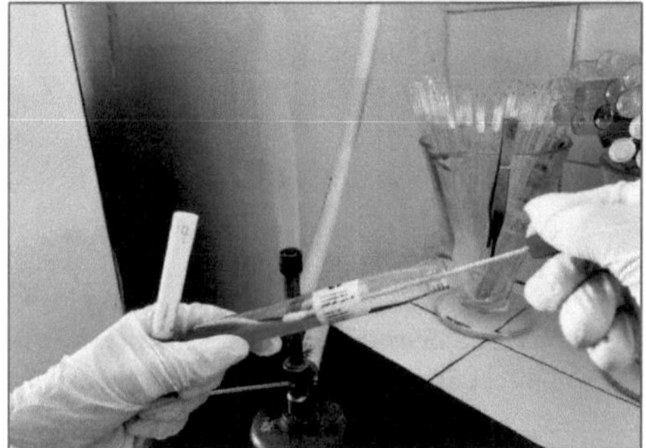

Figura 34: Inoculação de esfregaços bucais em meios de cultura.

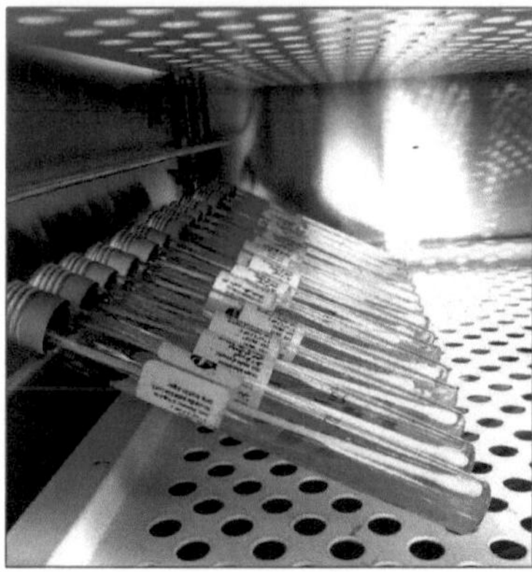

Figura 35: Meios de cultura de incubação na estufa a 37°C durante 48 horas.

2.4 Exame macroscópico

O exame a olho nu permite distinguir o aspeto das colónias; um resultado positivo é revelado pela presença de colónias branco-creme com alguns milímetros de diâmetro, com superfícies lisas e brilhantes e, por vezes, superfícies secas, mate ou enrugadas.

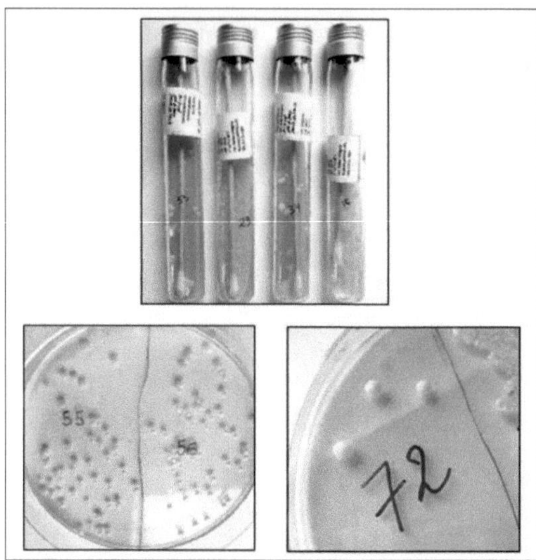

Figura 36: Aspectos macroscópicos de culturas positivas em meio de sabouraud clormafenicol após 48 horas de incubação a 37°C

2.5 Exame microscópico

As colónias resultantes da cultura podem ser examinadas entre uma lâmina e uma lamela e, com a adição de gotas de KOH, podem ser observadas ao microscópio de luz leveduras esféricas ou ovóides, com ou sem gomos, com alguns micrómetros de diâmetro.

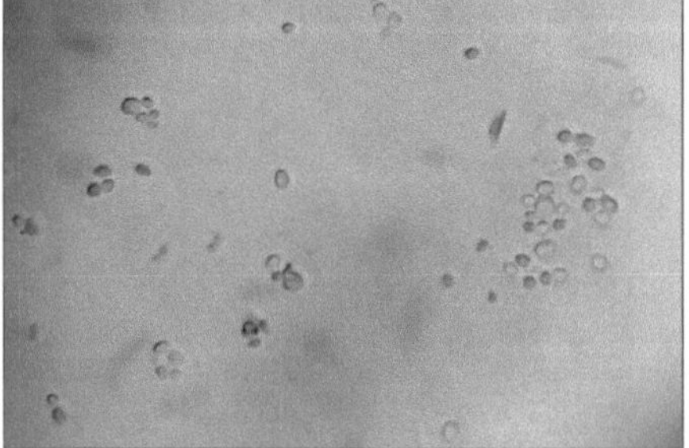

Figura 37: Exame direto das colónias após a cultura ao microscópio de luz

2.6 Identificação das espécies Auxacolor

Após 48 h de incubação a 27°C de 100 µl de uma suspensão contendo colónias de estirpes puras em poços de microplacas, a mudança de cor de cada poço ajuda na interpretação das reacções positivas e negativas, sendo então estabelecido um sistema de codificação. A identificação final da espécie baseia-se numa combinação de testes bioquímicos e caraterísticas adicionais (morfológicas e metabólicas) determinadas nas condições habituais (ver apêndices 2 e 3).

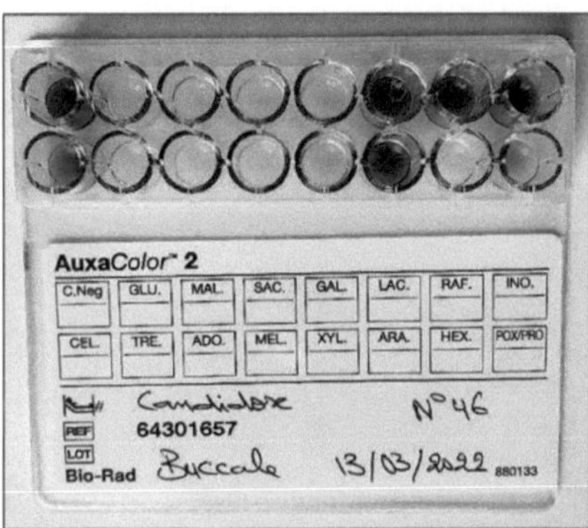

Figura 38: Microplaca AUXACOLOR após 48 horas de incubação a 27°C

RESULTADOS

1.A prevalência de candidíase oral em pacientes diabéticos

▪ Durante o período de estudo, 78 doentes diabéticos foram incluídos no nosso estudo, incluindo 49 doentes (63%) com candidíase oral comprovada. (Figura 39)

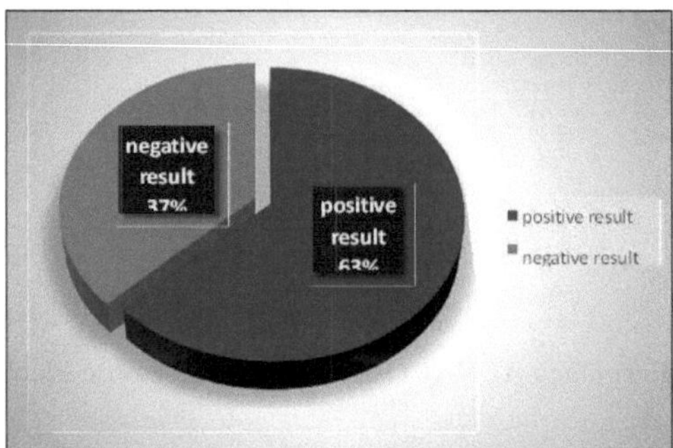

Figura 39: Prevalência de candidíase oral nos pacientes incluídos no estudo.o estudo

2. Repartição dos doentes por idade

▪ O grupo etário dos 0-15 anos foi o mais representativo, com 40% dos casos. (Figura 40).

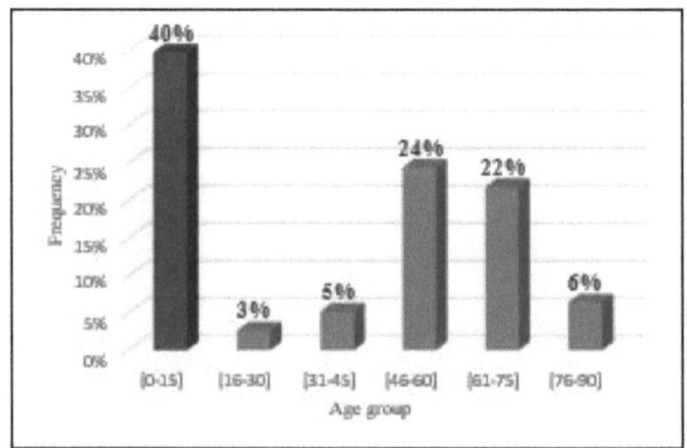

Figura 40: Repartição da idade dos doentes

3. Repartição dos doentes por sexo

▪ Registámos a predominância do sexo masculino, 41 homens (53%), em comparação com o sexo feminino, 37 mulheres (47%). (Figura 41).

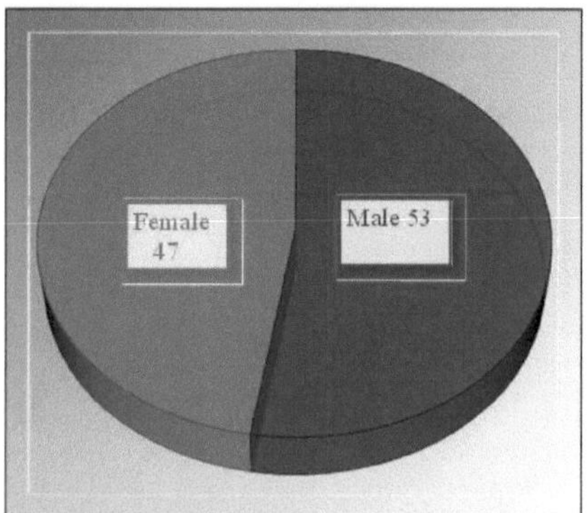

Figura 41: Repartição dos doentes por sexo

4. Repartição dos doentes por hospital

▪ A maioria dos doentes foi hospitalizada no serviço de pediatria, com uma frequência de 40%, seguido do serviço de medicina interna, com uma frequência de 31%. A frequência mais baixa foi registada no serviço de ortopedia e traumatologia (9%).

▪ O nosso estudo revelou que a frequência de casos positivos de candidíase oral foi superior à de casos negativos de candidíase oral, independentemente do departamento. (Tabela 2)

Quadro 2: Repartição de todos os doentes por hospital

Serviço	Resultado+		Resultado -		Total	
	Trabalhadores	Percentagem %	Força de trabalho	Percentagem %	Força de trabalho	Percentagem %
Pediatria	19	61%	12	39%	31	40%
Medicina interno	16	67%	8	33%	24	31%
Ortopedia e Traumatologia	4	57%	3	43%	7	9%
Cardiologia	10	63%	6	38%	16	21%
Total	49	63%	29	37%	78	100%

5. Repartição dos casos positivos por hábitos de escovagem dos dentes

▪ Entre os pacientes com candidíase oral comprovada, 61% têm o hábito escovar os dentes. (Figura 42)

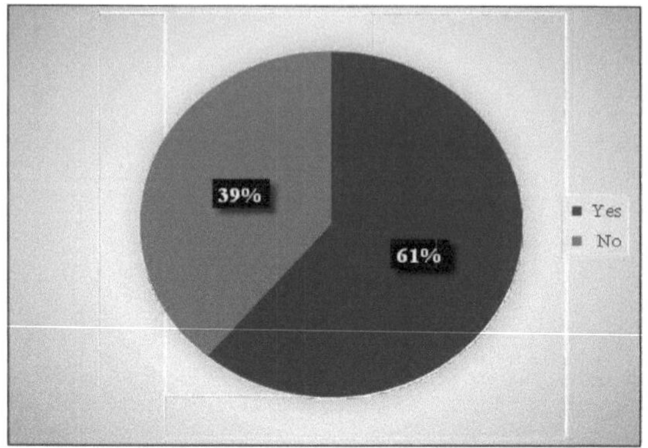

Figura 42: Distribuição dos casos positivos por hábitos de escovagem dos dentes

6. Repartição dos casos positivos de acordo com as visitas ao dentista

- Dos 49 pacientes com candidíase oral, 73% não um dentista durante muito tempo (Figura 43)

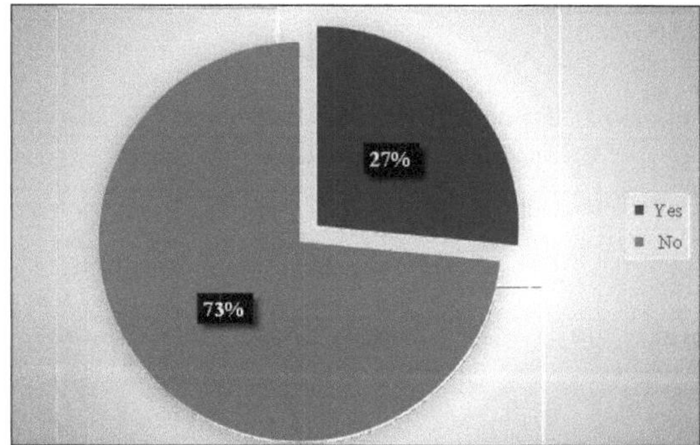

Figura 43: Repartição dos casos positivos de acordo com a consulta com um dentista

7. Repartição dos casos positivos por tipo de diabetes

- Verificámos que 59% dos casos de candidíase oral estavam associados à diabetes tipo II (Figura 44).

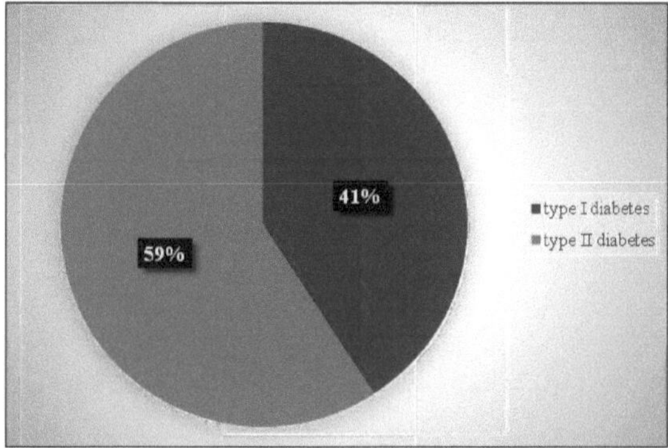

Figura 44: Repartição dos casos positivos por tipo de diabetes

8. Repartição dos casos positivos de acordo com o facto de a diabetes estar ou não controlada

- De todos os doentes com candidíase oral comprovada, 90% tinham diabetes desequilibrada com níveis de glucose no sangue perturbados acima de 1,26 g/l. (Figura 45)

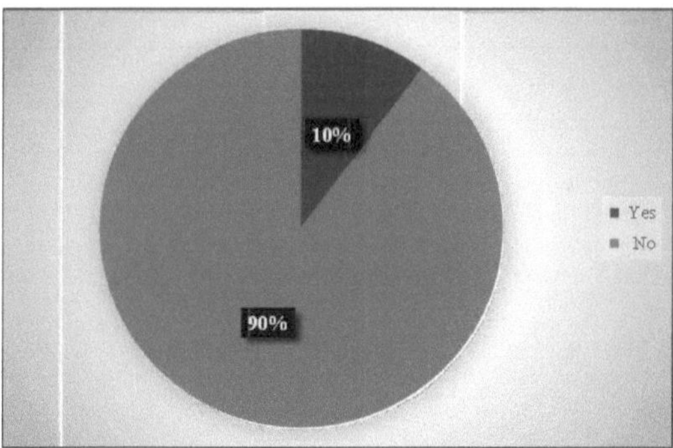

Figura 45: Distribuição dos casos positivos de acordo com o controlo da diabetes

9. Repartição dos casos positivos por motivo de hospitalização

- A cetoacidose diabética e a síndrome coronária aguda foram os motivos mais comuns de hospitalização nos nossos doentes, com frequências de 39% e 20%, respetivamente.
- Os outros motivos de hospitalização (pé diabético, hemorragia digestiva, fratura e traumatismo, doença hepática e trombose) foram quase igualmente frequentes.
- A doença renal foi o menor motivo de hospitalização. (Figura 46)

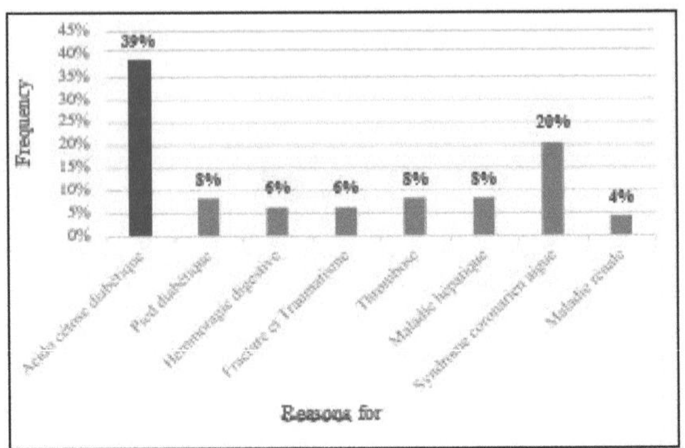

Figura 46: Repartição dos casos positivos por motivo de hospitalização

10. Distribuição dos casos positivos de acordo com a forma clínica

- O nosso estudo revelou que, entre os doentes com candidíase oral, 23 tinham uma aparência normal da boca.
- Nos restantes doentes, as aftas e as úlceras bucais foram as formas clínicas mais comuns.
- Por vezes, são identificados vários aspectos no mesmo doente. (Figura 47)

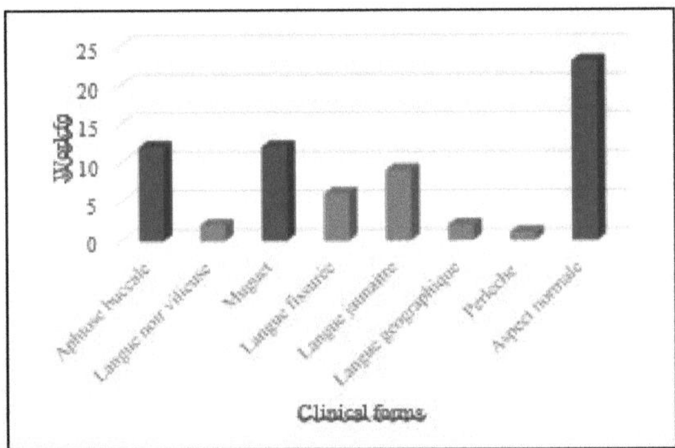

Figura 47: Distribuição dos casos positivos de acordo com a forma clínica

11. Distribuição dos casos positivos de acordo com os antecedentes médicos e cirúrgicos

- A hipertensão é a história clínica mais comum (18 casos), seguida da doença hepática (8 casos).
- Os restantes antecedentes são apresentados em pormenor na (Figura 48).

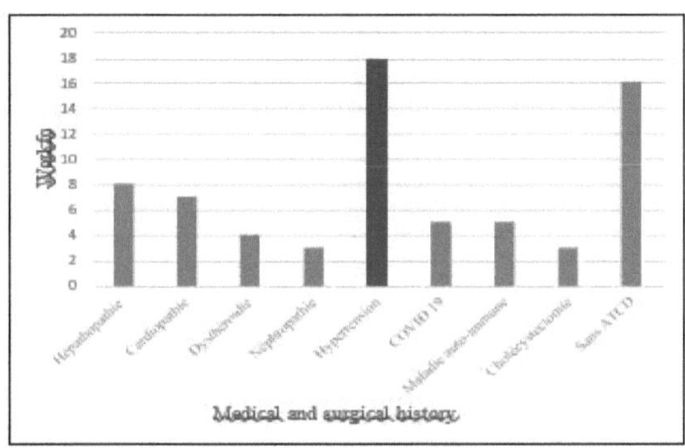

Figura 48: Distribuição dos casos positivos de acordo com os antecedentes médicos e cirúrgicos

12. Repartição dos casos positivos de acordo com o tratamento recebido

- Dos doentes diabéticos com candidíase oral, 42 estavam a fazer insulinoterapia.
- Outros doentes tomam medicamentos antidiabéticos orais isolados ou em combinação. em associação com a terapia com insulina.
- Os medicamentos cardiológicos, os anticoagulantes e os antibióticos estão entre as classes de medicamentos mais utilizadas pelos nossos doentes. (Figura 49).

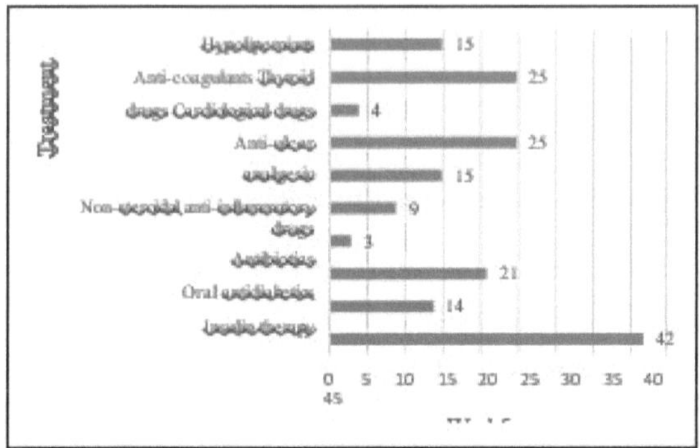

Figura 49: Distribuição dos casos positivos de acordo com o tratamento recebido

- 21 doentes foram tratados com antibióticos. Os antibióticos betalactâmicos foram os ATBs da classe mais frequentemente utilizados (67%). (Figura 50)

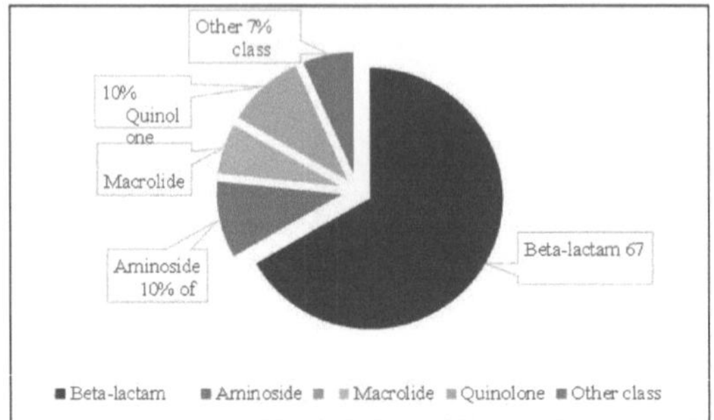

Figura 50: Repartição dos doentes por classe de antibióticos utilizados

13. Repartição dos casos positivos de acordo com os factores de risco

■ O fator de risco mais comum para a candidíase oral foi a terapêutica antibiótica (26%), seguida da cetoacidose diabética (24%) e das próteses dentárias (15%).

■ Os outros factores são apresentados em pormenor na (Figura 51).

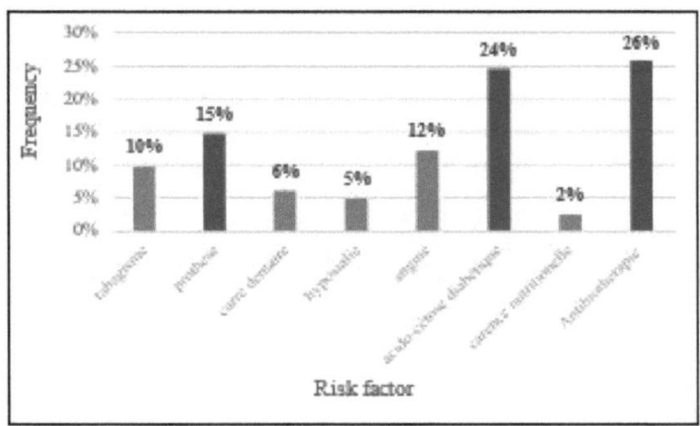

Figura 51: Distribuição dos casos positivos de acordo com os factores de risco

14. Repartição dos casos positivos por espécie de Candida

■ Obtivemos 49 culturas positivas.

■ Candida albicans foi a espécie mais frequentemente isolada, com uma frequência de 37%, seguida de Candida dubliniensis, com uma frequência de 27%, e Candida tropicalis, com uma frequência de 18%. (Figura 52)

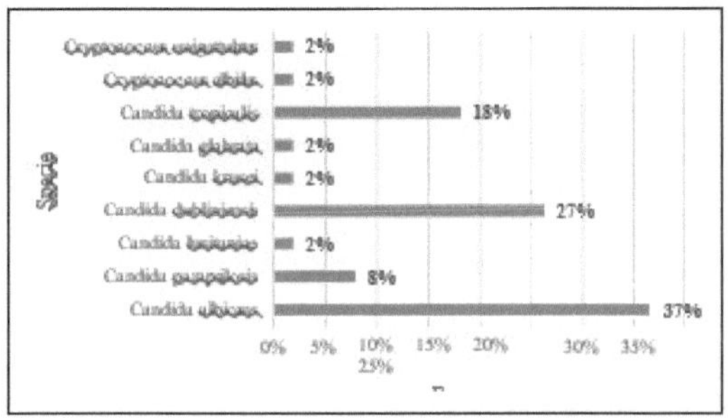

Figura 52: Repartição dos casos positivos por espécie

15. Resultados da cultura micológica e identificação de cada espécie

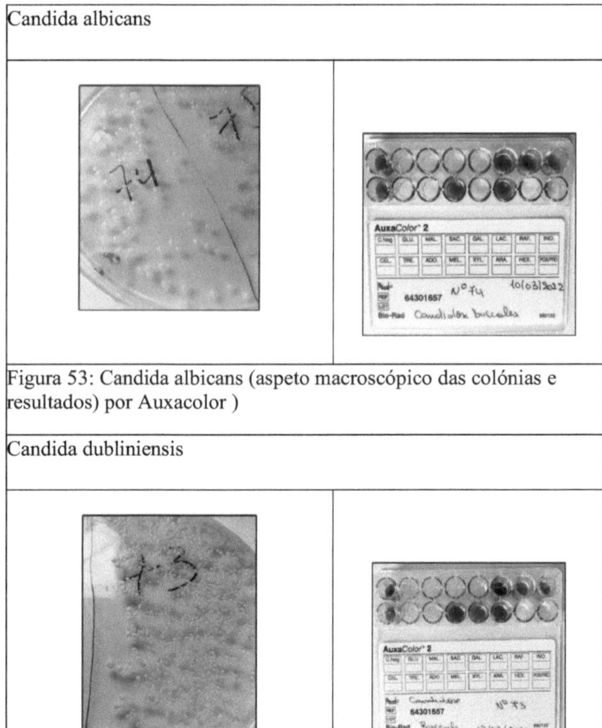

Candida albicans	
Figura 53: Candida albicans (aspeto macroscópico das colónias e resultados) por Auxacolor)	
Candida dubliniensis	
Figura 54: Candida dubliniensis (aspeto macroscópico das colónias e resultados por Auxacolor)	

Candida tropicalis	
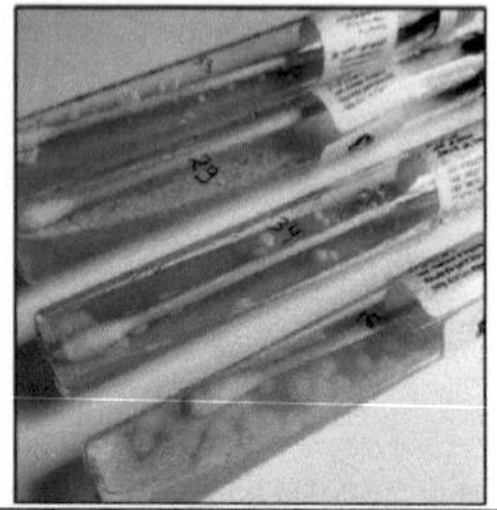	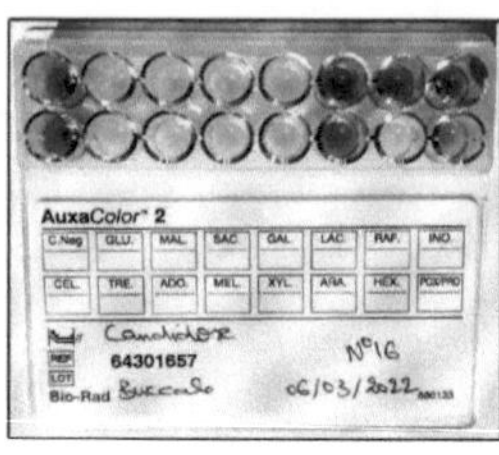
Figura 55: Candida tropicalis (aspeto macroscópico das colónias e resultados por Auxacolor)	
Candida parapsilosis	
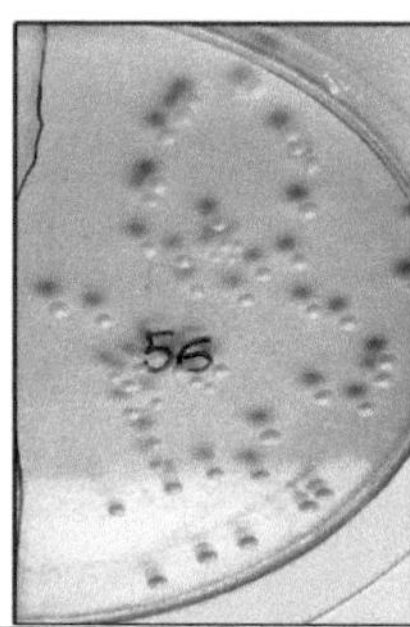	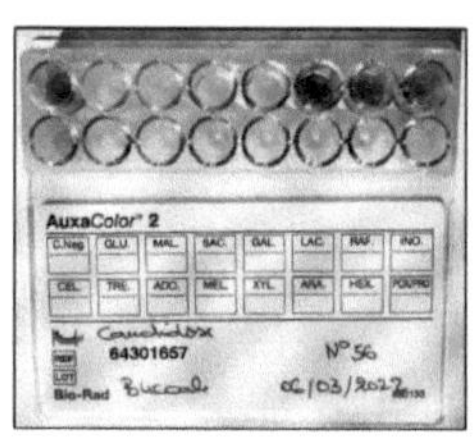
Figura 56: Candida parapsilosis (aspeto macroscópico das colónias e resultados por Auxacolor)	

<table>
<tr><td colspan="2">Candida lusitaniae</td></tr>
<tr><td>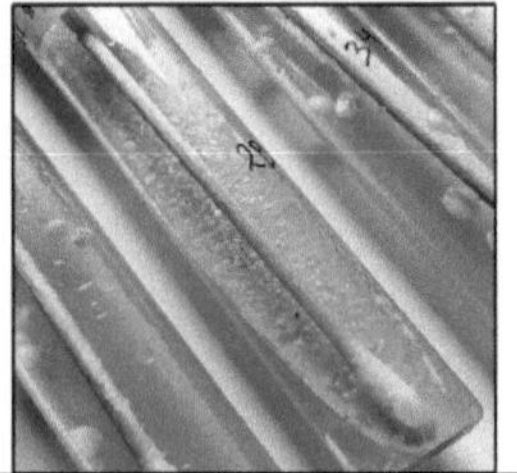</td><td>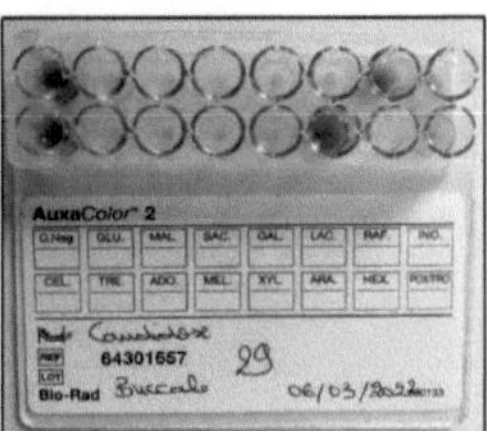
</td></tr>
<tr><td colspan="2">Figura 57.Candida luisitaniae (aspeto macroscópico das colónias e resultados
por Auxacolor)</td></tr>
<tr><td colspan="2">Candida krusei</td></tr>
<tr><td>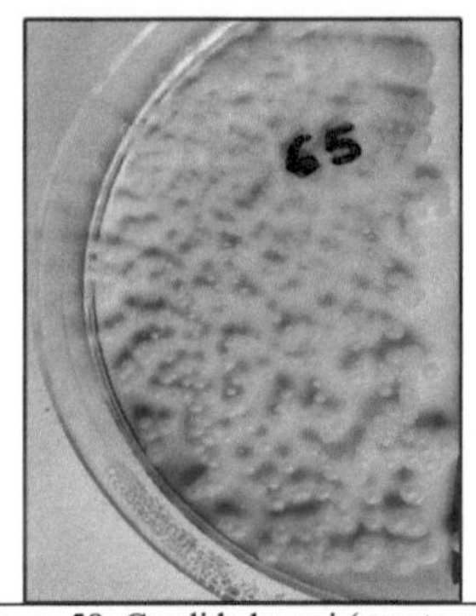
</td><td>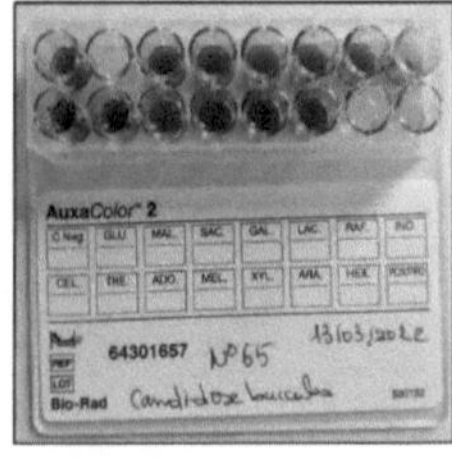
</td></tr>
<tr><td colspan="2">Figura 58: Candida krusei (aspeto macroscópico das colónias e resultados)
por Auxacolor)</td></tr>
</table>

Candida glabrata

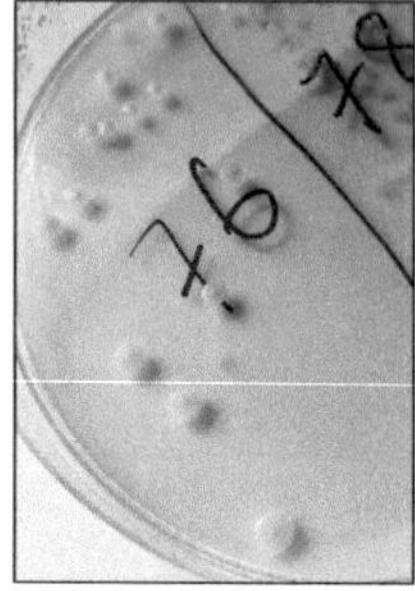

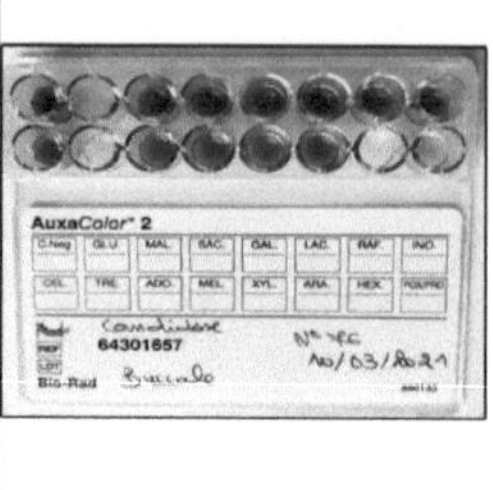

Figura 59: Candida glabrata (aspeto macroscópico das colónias e resultados) por Auxacolor)

Cryptococcus albidus

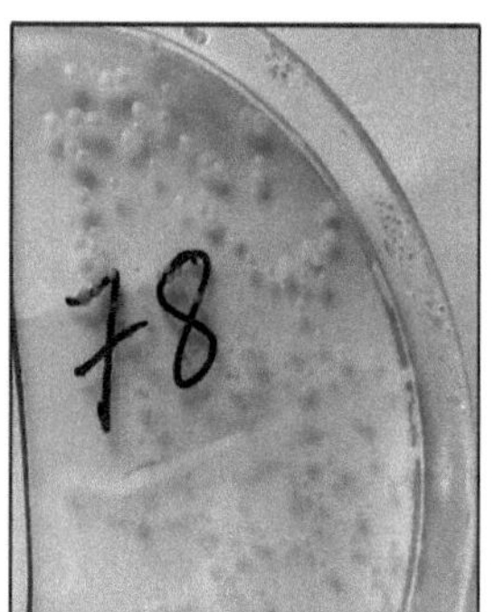

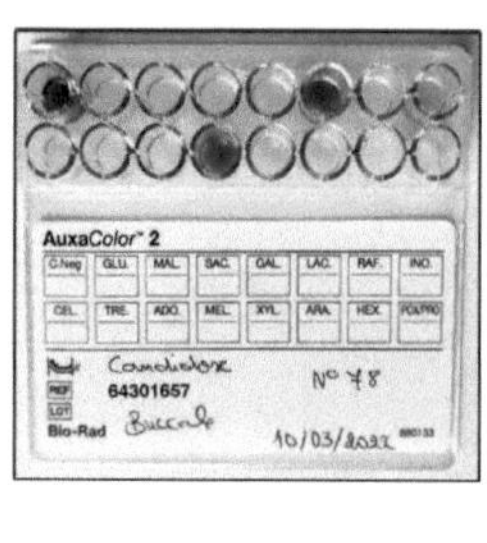

Figura 60: Cryptococcus albidus (aspeto macroscópico das colónias e resultados por Auxacolor)

Cryptococcus uniguttulatus

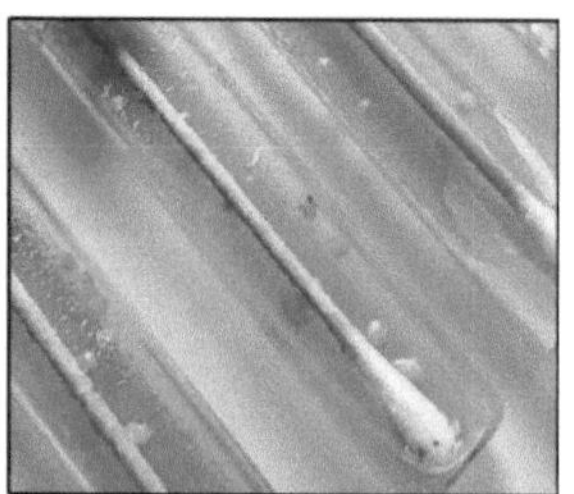

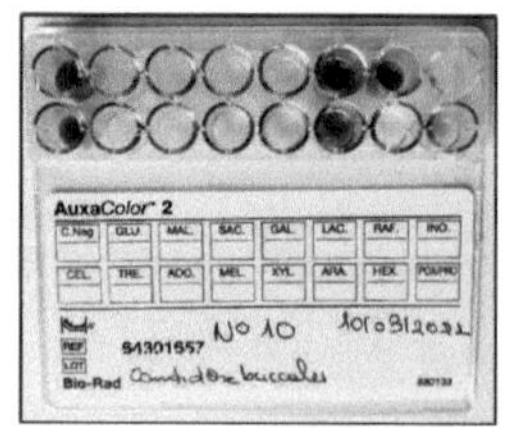

Figura 61: Cryptococcus uniguttulatus (aspeto macroscópico das colónias e
resultado Auxacolor)

DISCUSSÃO

A diabetes é uma doença crónica que se encontra disseminada por todo o mundo e que tem um impacto na vida quotidiana de milhões de pessoas. A debilidade geral do sistema imunitário e o mau controlo glicémico tornam os doentes com DM mais vulneráveis ao desenvolvimento de infecções secundárias. As infecções da cavidade oral são muito comuns nos doentes com DM, sendo a candidíase oral uma delas. Pesquisas anteriores sugerem que o risco de desenvolver candidíase oral é maior em pessoas com DM do que em indivíduos saudáveis devido a uma variedade de factores contribuintes [2].

O objetivo do nosso estudo foi determinar a prevalência de CB em doentes diabéticos e as espécies envolvidas. Pretendemos também descrever os factores de risco para a ocorrência de CB. A prevalência de candidíase oral em nossos pacientes foi de 63%, um resultado muito semelhante ao encontrado no estudo de Belazi et al, em 2005, que encontrou uma frequência de 64% de candidíase oral em indivíduos diabéticos e 40% em indivíduos saudáveis [50]. Outro resultado é o de Mohammadi et al, em 2016, que encontrou uma frequência de 55% de candidíase oral em pacientes diabéticos [28]. A faixa etária [0-15 anos] foi a mais representada com 40% dos casos, nosso resultado está longe do encontrado por Adiaratou walet hamed saleh, durante um estudo sobre os aspectos epidemio-clínicos das lesões da mucosa oral em 266 pacientes diabéticos no hospital do Mali em 2019, onde a faixa etária entre [10-25 anos] foi a mais representativa com frequência de 42,90% dos casos [51].
No nosso estudo, a maioria dos pacientes era do sexo masculino (53%), um resultado próximo ao do estudo de Mohammadi et al em 2016, que mostrou que 65,5% dos pacientes eram do sexo masculino [28]. Isso pode ser explicado por uma falta de higiene (escovar os dentes), o consumo de álcool ou drogas, ou uma falta de higiene. tabaco. Os nossos dados revelaram que a espécie Candida albicans foi a mais frequentemente isolada da cavidade oral (37%), o que está de acordo com os resultados encontrados no estudo de Mohammadi et al no Irão em 2016 que encontrou um resultado semelhante 36,2% [28]. Candida albicans tem a capacidade de aderir às superfícies da mucosa e da dentadura, o que é considerado o primeiro passo na patogénese, A capacidade de Candida albicans para responder a mudanças no ambiente do hospedeiro pode responder ao aumento do número de unidades formadoras de colónias, e invadir tecidos e causar infecções que requerem a propagação da intimidade do cuidado devido à cooperação com a dentadura [52]. Candida dubliniensis foi a espécie não-albicans mais frequentemente encontrada (27%). O nosso resultado é consistente com o encontrado por Mamari et al no Iémen em 2017 com uma frequência de (17%) para a mesma espécie [52]. Notamos também o surgimento de novas espécies como: (Candida parapsilosis, Candida lusitaniae, Candida krusei, Candida glabrata,); bem como Cryptococcus albidus e Cryptococcus uniguttulatus). Recentemente, o potencial infecioso das espécies de Candida não albicans na cavidade oral tem recebido uma atenção acrescida. Este facto foi também exacerbado pela pandemia de COVID-19, uma vez que se observou um aumento da candidíase oral [53].

A identificação destas espécies tornou-se importante porque diferem tanto no seu potencial para causar doenças como na sua resposta aos agentes antifúngicos [54]. Muitos factores de patogenicidade em Candida spp têm sido atribuídos ao aumento da incidência de candidíase em doentes diabéticos, tais como a atividade enzimática, a formação de biofilme, a hidrofobicidade, a mudança de fenótipo e a transição levedura-hifa. A produção de enzimas extracelulares por Candida spp pode desempenhar um papel importante na sua patogenicidade, invasão, destruição dos tecidos do hospedeiro e aparecimento de sinais clínicos. As Candida spp também utilizam as suas enzimas fosfolipase e esterase para invadir os tecidos do hospedeiro e a hemolisina para lisar as células sanguíneas. Embora a Candida tenha a capacidade de produzir estas enzimas, a quantidade e a força destas enzimas variam de espécie para espécie e, devido às diferentes fontes do seu isolamento, têm diferentes modos de secreção. As secreções de fosfolipase também ajudam o organismo a penetrar mais eficazmente nos tecidos do hospedeiro [1].

A capacidade patogénica das espécies de Candida e os seus factores de colonização dependem de factores imunitários relacionados com o hospedeiro devido a uma relação homeostática complexa entre os fungos e o estado imunitário atual do hospedeiro. A predisposição para a criação de um ambiente propício à multiplicação de Candida inclui vários factores, tais como secreções intestinais reduzidas, causas dietéticas, microflora gastrointestinal alterada, imunossupressão e doenças concomitantes, utilização contínua de ATBs ou outros medicamentos, função hepática alterada e falta de nutrientes necessários [2].

O nosso estudo verificou que vários factores favorecem o aparecimento da doença nesta categoria, nomeadamente o desequilíbrio diabético, que é um dos principais factores envolvidos na doença, tendo-se verificado que 90% dos casos de CB envolvem doentes com níveis de açúcar no sangue perturbados, bem como a cetoacidose diabética, que é o motivo mais frequente de hospitalização (39%).

Isto estava de acordo com os estudos de Khosravi et al em 2008 e Al Moubarak et al em 2013, que afirmaram que o grau de prevalência de Candida na cavidade oral pode ser modificado pelos níveis de glucose no sangue. Este achado pode explicar que uma dieta rica em hidratos de carbono ou um controlo glicémico deficiente em doentes diabéticos pode promover o crescimento excessivo de Candida e aumentar a produção de enzimas hidrolíticas, tais como aspartil proteases segregadas (SAPs) e fosfolipases (LPs). Estas enzimas não só promovem a invasão da levedura no epitélio oral alterado, como também oferecem citotoxicidade direta e induzem a inflamação da mucosa observada na candidíase atrófica ou eritematosa [49,55,56] .

A utilização de doses elevadas e a longa duração da terapia antibiótica foi o fator de risco mais comum, particularmente durante a pandemia de COVID-19, implicado no desenvolvimento de candidíase oral. No nosso estudo, um grande número de pacientes consumiu antibióticos, principalmente antibióticos beta-lactâmicos (67%), um resultado semelhante ao nosso foi encontrado por Vijay et al. em 2021 na ÍNDIA, durante um estudo de infecções secundárias em pacientes hospitalizados com COVID-19 [57], 16% dos nossos pacientes apresentaram angina, tornando necessária a prescrição de TBAs. Outro estudo realizado por Salehi et al. em 2020, no Irão, constatou que, dos 53 casos de COVID-19 hospitalizados com candidíase orofaríngea, as doenças cardiovasculares e a diabetes foram as condições subjacentes mais comuns, para além de outros factores de risco, como a idade avançada, a admissão em cuidados intensivos, a linfocitopenia Os antibióticos de largo espetro e os corticosteróides são utilizados para tratar a hipertensão. observados nos nossos doentes de 26%, seguidos da síndrome coronária aguda [58].

O microambiente da mucosa palatina portadora de prótese é pouco oxigenado, em grande parte desprovido de saliva e tem um pH ácido baixo, o que pode favorecer a atividade enzimática hidrolítica da virulência da Candida, Assim, o risco de contrair candidíase oral era significativamente mais elevado nos diabéticos que usavam próteses do que naqueles que não usavam. No nosso estudo de 15 doentes diabéticos que usavam próteses dentárias, 12 (80%) tinham CB [49]. Em termos de higiene oral, a maioria dos nossos doentes escovava os dentes, embora houvesse uma prevalência significativa de CB, que pode ser explicada por diferenças na frequência, tempo e técnica de escovagem. Também foi observado que os diabéticos são mais propensos à acumulação de detritos e cálculos, apesar de terem hábitos de higiene oral semelhantes aos dos não diabéticos. Isto pode dever-se ao facto de o excesso de glicose atingir a cavidade oral através da saliva e do fluido gengival crevicular em doentes com um mau controlo metabólico, contribuindo para um biofilme rico em açúcar, que aumenta o crescimento da placa bacteriana e do tártaro. Além disso, o tabagismo é considerado o fator de risco mais importante no desenvolvimento de múltiplas condições patológicas da mucosa oral, em particular a candidíase oral, com uma percentagem significativa de 10% da nossa população com CB.A maioria dos nossos doentes tinha candidíase oral assintomática revelada por uma cultura positiva (34%). As formas clínicas mais frequentemente observadas são: doença pseudomembranosa aguda (aftas) 18%, aftose oral 18%, língua amarelada 13% e língua gretada 9%. A língua geográfica, a língua negra e a perlèche são raras na nossa população.

CONCLUSÃO E PERSPECTIVAS

A diabetes é uma doença crónica considerada uma das principais causas de doença e de morte prematura na maioria dos países. É um problema grave em todo o mundo, com múltiplas co-morbilidades e enormes perdas económicas para os doentes, as suas famílias e os sistemas de saúde, incluindo a perda de produtividade e a pressão sobre as economias nacionais. A candidíase oral é a infeção fúngica mais frequentemente encontrada em doentes diabéticos, causada principalmente por uma levedura do género Candida. Apesar de a Candida ser um comensal normal da cavidade oral, vários factores podem predispor à ocorrência de CB, incluindo idade extrema, hiperglicemia, disfunção imunitária, doenças subjacentes como a doença cardíaca, hipertensão, doença hepática, distiroidismo, doenças infecciosas associadas ao aumento da utilização de terapêutica antibiótica a longo prazo, particularmente para a angina e a covid-19. O objetivo do nosso trabalho foi estabelecer a prevalência específica da candidíase oral nos diabéticos, identificar as espécies envolvidas e determinar os factores de risco favoráveis, com base num interrogatório focalizado e no diagnóstico micológico. O diagnóstico micológico baseia-se na cultura de amostras em meios específicos, no exame direto das colónias e, finalmente, na identificação das espécies importantes para a escolha correta do tratamento. A saúde sistémica está ligada à saúde oral, particularmente em pessoas com diabetes, o que aumenta a necessidade de uma gestão dentária e médica do paciente. Para melhorar a saúde geral e oral dos pacientes diabéticos, é necessário desenvolver uma relação de colaboração entre pacientes, farmacêuticos, médicos e dentistas. Muitos doentes com diabetes não estão conscientes da relação entre a sua doença e a saúde oral. Assim, o envolvimento dos profissionais de saúde em estratégias de reconhecimento, prevenção e rastreio da doença tornou-se essencial. Assim, são propostas as seguintes medidas preventivas e recomendações:

Doentes diabéticos

- Incentivar os doentes diabéticos a consultar o seu dentista pelo menos duas vezes por ano para um check-up de rotina e, assim, obter mais informações sobre a saúde oral.
- Sensibilizar os doentes para o facto de as patologias orais poderem ser uma causa de complicações da diabetes.
- Educar os pais sobre a saúde oral dos seus filhos diabéticos.
- A Internet pode ser utilizada para educar os doentes com DM devido à sua crescente utilização.
- Motivar os doentes a comer alimentos saudáveis, a reduzir o peso corporal e a gerir a tensão arterial, os níveis de colesterol, os problemas emocionais e a atividade física.

Dentistas

- Podem ser alcançados melhores resultados de tratamento se os médicos dentistas estiverem conscientes das complicações dentárias e dos factores de risco da DM.
- O aconselhamento dos doentes diabéticos sobre a utilização de colutórios com flúor, a

escovagem dos dentes com pasta dentífrica com flúor duas vezes por dia e o uso de fio dentário uma vez por dia devem ser incentivados para garantir o controlo da placa .

- Aconselhar os doentes com dentaduras a retirá-las à noite e a ajustar incorretamente a dentadura com a utilização regular de produtos de limpeza antimicrobianos.

Médicos

- Atualização do material informativo e educativo sobre saúde oral.
- Organizar campanhas e actividades educativas para sensibilizar as pessoas com diabetes para a saúde oral e as complicações orais, em particular a candidíase.
- Identificação precoce, avaliação e gestão de doentes diabéticos.
- Incluir um check-up oral e dentário como parte das avaliações da gestão da diabetes.
- O exame micológico é frequentemente ignorado no tratamento de doentes diabéticos, razão pela qual deve ser introduzido para uma melhor gestão.

Farmacêuticos

- Promover e apoiar a investigação que conduzirá a estratégias de tratamento baseadas em provas para melhorar a saúde dos doentes diabéticos
- Aconselhar os doentes sobre a utilização correta dos medicamentos e o controlo glicémico, a fim de reduzir as complicações associadas ao desequilíbrio
- Avaliar a gravidade da infeção antes de recomendar medicamentos para venda livre.

ÉTICA E LIMITAÇÕES

Ética

O consentimento livre e esclarecido foi obtido de cada paciente antes do exame, através de uma explicação pormenorizada do nosso estudo, o sigilo profissional foi salvaguardado e a confidencialidade e o anonimato foram respeitados. Os princípios éticos (respeito pelo paciente, beneficência, etc.) foram respeitados. O estudo teve em conta as boas práticas médicas.

Limitação

O número de pacientes com sinais e sintomas clínicos de candidíase oral foi muito baixo em comparação com estudos anteriores.

REFERÊNCIA BIBLIOGRÁFICA

1. Nouraei H, Jahromi MG, Jahromi LR, Zomorodian K, Pakshir K. Potencial Patogenicidade de Espécies de Candida Isoladas da Cavidade Oral de Pacientes com Diabetes Mellitus. Garg H, editor. BioMed Res Int. 2021;2021:1- 6.

2. Mohammed L, Jha G, Malasevskaia I, Goud HK, Hassan A. A Interação entre o Açúcar e as Infecções por Leveduras: Do Diabetics Have a Greater Predisposition to Develop Oral and Vulvovaginal Candidiasis? Cureus. 13(2):e13407.

3. Rodrigues CF, Rodrigues ME, Henriques M. Infecções por Candida sp. em doentes com Diabetes Mellitus. J Clin Med. 2019;8(1):76.

4. R AN, Rafiq NB. Candidíase. In: StatPearls [Internet]. Treasure Island (FL): StatPearls Publishing; 2022 [citado 2022 Mar 11]. Disponível em: http://www.ncbi.nlm.nih.gov/books/NBK560624/

5. Szabo EK, MacCallum DM. The contribution of mouse models to our understanding of systemic candidiasis. FEMS Microbiol Lett. Jul 2011;320(1):1- 8.

6. Marieb EN, Hoehn K, Moussakova L, Lachaine R. Human anatomy and physiology (Anatomia e fisiologia humanas). 9ª edição. Montreuil: Pearson; 2015.

7. Drake RL, Vogl W, Mitchell AWM, Duparc F, Duparc J. Anatomia de Gray para estudantes. 2ª edição. Issy-les-Moulineaux: Elsevier Masson; 2010.

8. Larousse É. mucosa oral - LAROUSSE [Internet]. [citado 24 fev 2022]. Disponível em: https://www.larousse.fr/encyclopedie/medical/muqueuse_buccale/14654

9. Auriol M, charpentier M. Histologia da mucosa bucal e dos maxilares. Encycl Méd Chir (Elsevier, Paris), Estomatologia;22-007-M-10,1998,9p.

10. Grandgirard F. Consequências das patologias hormonais sobre a mucosa oral [Tese]. NANCY Univ HENRI POINCARE. 2002;

11. Moris DV, Melhem MSC, Martins MA, Mendes RP. Colonização oral de Candida spp. em indivíduos infectados pelo vírus da imunodeficiência humana. J Venom Anim Toxins Trop Dis. 2008;14(2):224- 57.

12. Singh A, Verma R, Murari A, Agrawal A. Candidíase oral: Uma visão geral. J Oral Maxillofac Pathol JOMFP. Sep 2014;18(Suppl 1):S81- 5.

13. Ciurea CN, Kosovski IB, Mare AD, Toma F, Pintea-Simon IA, Man A. Candida and Candidiasis-Opportunism Versus Pathogenicity: Uma revisão dos traços de virulência. Microorganismos. 2020;8(6):857.

14. Koenig H. Guide de mycologie médicale. Paris: Ellipses; 1995.

15. Ripert C. Mycologie médicale. 2013e ed. Paris: Lavoisier; 218- 219 p.

16. Talapko J, Juzbašić M, Matijević T, Pustijanac E, Bekić S, Kotris I, et al. Candida albicans-Os factores de virulência e as manifestações clínicas da infeção. J Fungi. 2021;7(2):79 p.

17. Dufresne P. Identification des champignons d'importance médicale. 2021;1-64 p.

18. Dominique Chabasse, Raymond Robert, Agnès Marot, Marc Pihet. Candida pathogènes. Paris: Éd. Tec & doc; 2006. (Monografias de microbiologia).

19. Williams DW, Kuriyama T, Silva S, Malic S, Lewis MAO. Biofilmes de Candida e candidose oral: tratamento e prevenção: Biofilmes de Candida e candidose oral. Periodontol 2000. Fev. 2011;55(1):250- 65.

20. Williams D, Lewis M. Patogénese e tratamento da candidose oral. J Oral Microbiol. 1 Jan 2011;3(1):5771.

21. Silva S, Negri M, Henriques M, Oliveira R, Williams DW, Azeredo J. Candida glabrata, Candida parapsilosis e Candida tropicalis: biologia, epidemiologia, patogenicidade e resistência antifúngica. FEMS Microbiol Rev. 2012;36(2):288- 305.

22. SANOGO OM. Candidoses digestivas nos PVVIH do SMIT do CHU Point G: Aspectos epidemiológicos, clínicos, etiológicos e terapêuticos. Tese de doutoramento. USTTB; 2021.

23. Hoppe JE. Treatment of oropharyngeal candidiasis and candidal diaper dermatitis in neonates and infants: review and reappraisal. Pediatr Infect Dis J. 1997;16(9):885- 94.

24. DE REPENTIGNY L, LEWANDOWSKI , JOLICOEUR P. Imunopatogénese da Candidíase Orofaríngea na Infeção pelo Vírus da Imunodeficiência Humana. Clinical microbiology reviews. 2004;729- 59.

25. CDC. 1993 Revised Classification System for HIV Infection and Expanded Surveillance Case Definition for AIDS Among Adolescents and Adults [Internet]. [citado 28 março de 2022]. Disponível em: https://www.cdc.gov/mmwr/preview/mmwrhtml/00018871.htm

26. Darwazeh AMG, Lamey PJ, Samaranayake LP, Macfarlane TW, Fisher BM, Macrury SM, et al. The relationship between colonisation, secretor status and in-vitro adhesion of Candida albicans to buccal epithelial cells from diabetics. J Med Microbiol. 1990;33(1):43- 9.

27. Tarçın BG. Candidose oral: Etiologia, Manifestações Clínicas, Diagnóstico e Gestão. Clin Exp Health Sci. 2011;1(2):140.

28. Mohammadi F, Javaheri M, Nekoeian S, Dehghan P. Identificação de espécies de Candida na cavidade oral de pacientes diabéticos. Curr Med Mycol. junho de 2016;2(2):1- 7.

29. Born F. Candidíase oral: uma revisão da literatura. 2013 [cited 23 March 2022]; Disponível em: https://archive-ouverte.unige.ch/unige:27981

30. Laurent M, Gogly B, Tahmasebi F, Paillaud E. Candidíase orofaríngea em pacientes idosos. Gériatrie Psychol Neuropsychiatr Viellissement. 2011;9(1):21- 8.

31. Davies AN, Brailsford SR, Beighton D, Shorthose K, Stevens VC. Candidose oral em pacientes comunitários com cancro avançado. J Pain Symptom Manage. 2008;35(5):508- 14.

32. Barbagallo AL. UM ESTUDO DA DIVERSIDADE MICROBIANA SUBGENGIVAL EM PACIENTES DIABÉTICOS. 2012;76.

33. Akpan A. Oral candidiasis. Postgrad Med J. 2002;78(922):455- 9.

34. Bornstein MM, Klingler K, Saxer UP, Walter C, Ramseier CA. Alterações da mucosa oral associadas ao tabagismo. 2006;116:1270- 4.

35. Sharma A. Oral candidiasis: Uma infeção oportunista: Uma revisão. Int J Appl Dent Sci. 2019;5(1):23- 7.

36. Hellstein JW, Marek CL. Candidíase: Manifestações vermelhas e brancas na cavidade oral. Head Neck Pathol. março de 2019;13(1):25- 32.

37. Vila T, Sultan AS, Montelongo-Jauregui D, Jabra-Rizk MA. Candidíase oral: Uma doença de oportunidade. J Fungi. 16 Jan 2020;6(1):15.

38. BELAHCEN EL OUALI R. CANDIDÍASE ORAL EM CRIANÇAS. [RABAT]: MOHAMMED V UNIVERSITY - FACULTY OF MEDICINE AND PHARMACY; 2016.

39. Guyon A, Gaultier F, Glass P. Glossite romboide mediana: o essencial. Rev Odont Stomat. 2017;46:126- 33.

40. Título: A LÍNGUA SABURRAL [Internet]. [citado 7 maio 2022]. Disponível em: https://www.google.com/imgres

41. Eric Burge BMus, Siddharth Kogilwaimath MD. A língua na bochecha. CMAJ. 12 Jul 2021;193(27).

42. Coronado-Castellote L, Jimenez-Soriano Y. Diagnóstico clínico e microbiológico da candidíase oral. J Clin Exp Dent. 2013;e279-86.

43. Garcia-Cuesta C, Sarrion-Perez Mg, Bagan Jv. Tratamento atual da candidíase oral: Uma revisão da literatura. J Clin Exp Dent. 2014;6(5):e576- 82.

44. Ferreira E dos S, Rosalen PL, Benso B, de Cássia Orlandi Sardi J, Denny C, Alves de Sousa S, et al. O Uso de Óleos Essenciais e seus Compostos Isolados no Tratamento da Candidíase Oral: Uma Revisão da Literatura. Khan M, editor. Complemento Alternat Med baseado em evidências. 7 Jan 2021;1- 16.

45. Gheorghe DC, Niculescu AG, Bîrcă AC, Grumezescu AM. Biomateriais para o Prevenção do desenvolvimento da candidíase oral. Farmacêutica. 27 de maio de 2021;13(6):803.

46. Associação Nacional de Professores de Farmácia Clínica, editora. Farmácia clínica e terapêutica. 4ª ed. Issy-les-Moulineaux: Elsevier Masson; 2012.

47. Martins N, Ferreira ICFR, Barros L, Silva S, Henriques M. Candidíase: Factores

predisponentes, prevenção, diagnóstico e tratamento alternativo. Mycopathologia. junho 2014;177(5- 6):223- 40.

48. Hatakka K, Ahola AJ, Yli-knuuttila H, Richardson M, Poussa T, Meurman JH, et al. a Randomized Controlled Trial- - in the ElderlyCandidaProbiotics Reduce the Prevalence of Oral Published by: 2007.

49. Lu SY. Candidose oral: Fisiopatologia e Melhores Práticas para o Diagnóstico, Classificação e Tratamento com Sucesso. J Fungi. 13 Jul 2021;7(7):555.

50. Belazi M, Velegraki A, Fleva A, Gidarakou I, Papanaum L, Baka D, et al. Candidal overgrowth in diabetic patients: potential predisposing factors. Mycoses. 2005;48(3):192- 6.

51. Adiaratou W hamed saleh. Aspectos epidemio-clínicos das lesões da mucosa oral em 266 pacientes diabéticos seguidos num hospital no Mali. [Mali]: Faculdade de Medicina e Odontostomatologia; 2019.

52. Mamari A, Hegami M, Sophiany N, Zom E, Heeded W, Atab R, et al. PREVALÊNCIA DE CANDIDÍASE ORAL ENTRE DIABÉTICOS - PACIENTES NÃO DIABÉTICOS E AVALIAÇÃO DA CONTRIBUIÇÃO DOS FATORES DE RISCO NA CIDADE DE IBB. Int J Adv Res. 31 Dez 2017;5(12):1372- 80.

53. Černáková L, Líšková A, Lengyelová L, Rodrigues CF. Prevalência e perfil de suscetibilidade antifúngica de Candida spp. orais isolados de um hospital na Eslováquia. Medicina (Mex). 22 de abril de 2022;58(5):576.

54. Sharma U. Isolation and Speciation of Candida in Type II Diabetic Patients using CHROM Agar: A Microbial Study. J Clin Diagn Res [Internet]. 2017 [citado 29 de maio de 2022]; Disponível em Disponível em: http://jcdr.net/article_fulltext.asp?issn=0973-709x&year=2017&volume=11&issue=8&page=DC09&issn=0973-709x&id=10394

55. Khosravi AR, Yarahmadi S, Baiat M, Shokri H, Pourkabireh M. Factores que afectam a prevalência de leveduras na cavidade oral de doentes com diabetes mellitus. J Mycol Médicale. 1 de junho de 2008;18(2):83- 8.

56. Al Mubarak S, Robert AA, Baskaradoss JK, Al-Zoman K, Al Sohail A, Alsuwyed A, et al. A prevalência de infecções orais por Candida em doentes com periodontite e diabetes mellitus de tipo 2. J Infect Public Health. agosto de 2013;6(4):296- 301.

57. Vijay S, Bansal N, Rao BK, Veeraraghavan B, Rodrigues C, Wattal C, et al. Infecções secundárias em pacientes hospitalizados com COVID-19: Experiência Indiana. Resistência a drogas infectadas. maio de 2021;Volume 14:1893- 903.

58. Salehi M, Ahmadikia K, Mahmoudi S, Kalantari S, Jamalimoghadamsiahkali S, Izadi A, et al. Candidíase orofaríngea em doentes hospitalizados com COVID-19 do Irão: Identificação de espécies e padrão de suscetibilidade antifúngica. Mycoses. agosto de 2020;63(8):771- 8.

59. Duggal R, Goswami R, Xess I, Duggal I, Talwar A, Mathur VP. Prevalência de candidíase espécie-específica e estado de higiene oral e dentição entre pacientes diabéticos: A hospital-based study. Indian J Dent Res. 7 Jan 2021;32(3):292.

GLOSSÁRIO

Aspergilose: é uma infeção oportunista que geralmente afecta o trato respiratório inferior e é causada pela inalação de esporos do fungo filamentoso Aspergillus, que se encontra habitualmente no ambiente.

Bruxismo: definido como o ranger ou cerrar involuntário dos dentes. É uma perturbação que pode afetar tanto adultos como crianças, de forma inconsciente. A gravidade e a extensão do bruxismo podem variar ao longo da vida.

Cloranfenicol: é um antibiótico fenicol utilizado em combinação com gentamicina em meios de cultura micológicos para inibir o crescimento bacteriano.

Coloração de Gram: este é o método de coloração mais utilizado em bacteriologia médica. É utilizado para colorir as bactérias e distingui-las no exame direto pela sua capacidade de se ligarem à violeta de genciana (gram +) ou à fuschina (gram -).

Coloração de Grocott: utilizada em histologia para visualizar fungos, certos agentes patogénicos, membranas basais e estruturas histológicas de argentafina em geral.

Coloração PAS (periodic acid shiff): é a técnica mais versátil e mais utilizada para a visualização dos hidratos de carbono.

Cicloheximida: é um agente antifúngico que bloqueia a biossíntese de proteínas em células eucarióticas. É também utilizada em microbiologia como inibidor do crescimento de fungos (antifúngico) na conceção de meios de cultura selectivos.

Flora bacteriana: todos os microrganismos que vivem em estado natural ou patológico em determinadas partes do corpo.

Ágar farinha de milho: é um meio micológico bem estabelecido que constitui um substrato adequado para a produção de clamidósporos por Candida albicans e para a manutenção de culturas de estirpes de fungos.
Giemsa: é um corante específico para os cromossomas, constituído por uma mistura de dois corantes (azul de metileno e eosina) de cor rosa-púrpura, utilizado nomeadamente para evidenciar os territórios cromossómicos. Gengivite: inflamação das gengivas, que ficam vermelhas, inchadas e sangram.

Hematoxilina e eosina: são dois corantes normalmente utilizados em amostras de tecido para que possam ser vistas ao microscópio. A hematoxilina adere ao ADN, tornando o núcleo azul ou púrpura. A eosina adere às proteínas e a outras partes das células, tornando-as cor-de-rosa ou vermelhas.

Hibridação molecular: é uma técnica utilizada para identificar uma sequência de ácidos nucleicos numa célula, tecido ou ambiente particular. Baseia-se no princípio da complementaridade das bases nucleicas, mais especificamente entre cadeias complementares de ADN ou ARN.

Insulina: uma hormona proteica, segregada no pâncreas pelas ilhotas de Langerhans, que controla a concentração de glicose no sangue. A deficiência de insulina conduz à diabetes mellitus.

Doença periodontal: caracterizada por uma inflamação gengival progressiva com destruição dos tecidos que suportam os dentes, ou seja, o osso e os ligamentos alveolares, conduzindo à mobilidade dos dentes, o que pode levar à sua perda. Meio PCB: é um meio de cultura à base de ágar utilizado para detetar clamidósporos de Candida albicans.

Mucormicoses: são infecções invasivas causadas por fungos filamentosos ubíquos pertencentes à ordem Mucorales. Ocorrem sobretudo em doentes imunocomprometidos, diabéticos ou que tenham sido submetidos a transplantes de órgãos.

Neutrófilos: são células sanguíneas pertencentes à linhagem branca. São glóbulos brancos (leucócitos) que desempenham um papel importante no sistema imunitário.

Papilas linguais: são pequenos crescimentos que cobrem a língua. Algumas delas contêm papilas gustativas que desempenham um papel na perceção do gosto: são as papilas gustativas.

A PCR (reação em cadeia da polimerase) é uma técnica de amplificação enzimática utilizada para obter um grande número de cópias idênticas de um fragmento de ADN.

Prótese dentária: é um dispositivo dentário que substitui um ou mais dentes em falta e, se necessário, as estruturas anatómicas associadas.

Sarcoidose: é uma doença inflamatória caracterizada pela infiltração de um ou mais gânglios linfáticos. vários órgãos e tecidos por granulomas sem necrose caseosa.
Síndrome de Cushing: anomalias clínicas secundárias à elevação crónica do cortisol ou de outros corticosteróides.

Síndrome da imunodeficiência adquirida SIDA: conjunto de sintomas resultantes da destruição das células do sistema imunitário pelo vírus da imunodeficiência humana.

APÊNDICES

Apêndice 1: Ficha de informação

Nº de tube	Service	Type Diabète	Ancienneté Diabète	Diabète Equilibré ?	Mesure Hygiéno-diététique		Sexe	Age	Motif d'hospitalisation	Signe clinique	Antécédents médicaux et chirurgicaux	Traitement reçu	Durée d'hospitalisation	Espèce
					Brossage	Consultation dentiste								
01	P	I		OUI	OUI	OUI	H							
	C													
	T	II		NON	NON	NON	F							
	I													
02	P	I		OUI	OUI	OUI	H							
	C													
	T	II		NON	NON	NON	F							
	I													
03	P	I		OUI	OUI	OUI	H							
	C													
	T	II		NON	NON	NON	F							
	I													

Anexo 2: Auxanograma colorimétrico

1. Interesse clínico

Durante a última década, o número de infecções por leveduras aumentou dramaticamente, particularmente em pacientes imunocomprometidos. Embora a Candida albicans seja a levedura mais frequentemente isolada de amostras clínicas, o aparecimento de espécies não albicans tem sido claramente uma preocupação recente.

Por outro lado, o aparecimento de espécies de leveduras que são menos sensíveis aos novos agentes antifúngicos explica a importância da sua rápida identificação. O sistema Auxacolor provou ser fiável quando utilizado em conjunto com testes morfológicos e é fácil de utilizar para identificar as leveduras mais importantes do ponto de vista médico.

2. Princípio de ensaio

AUXACOLOR TM 2 é um sistema de identificação baseado na assimilação dos açúcares. O crescimento da levedura é visualizado através da rotação de um indicador de pH.

3. Como funciona

o Inoculação da microplaca

Em condições estéreis, o meio de suspensão é inoculado com colónias da estirpe pura de uma cultura de 24 a 48 horas em meio Sabouraud suplementado com uma quantidade suficiente de cloranfenicol. Depois de homogeneizar a suspensão com um vórtex, pipetar 100 µl de inóculo para cada um dos poços da microplaca Cobrir a microplaca com um adesivo, certificando-se de que a adesão é perfeitamente uniforme. Incubar durante 48 horas (72 horas, se necessário) a 27°C.

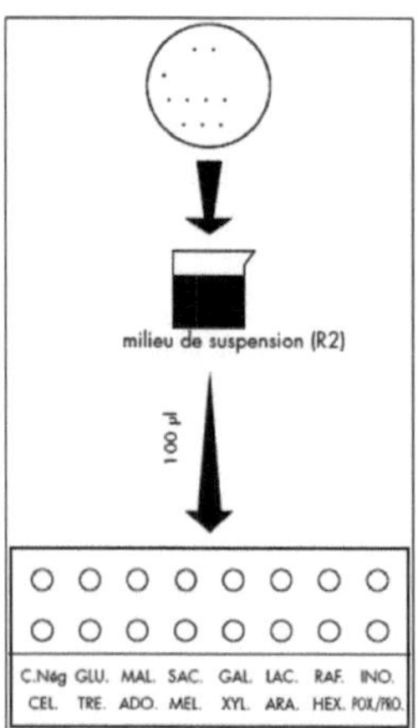

Figura 62. Diagrama esquemático do procedimento Auxacolor

- **Ler os resultados**

Ao fim de 48 horas, quando a levedura assimila os açúcares, multiplica-se, dando origem a uma turvação nos copos. A mudança de cor observada ajuda a interpretar as reacções positivas e negativas, sendo então estabelecido um sistema de codificação. A identificação final da espécie baseia-se numa combinação de testes bioquímicos e de caraterísticas adicionais (morfológicas e metabólicas) determinadas nas condições habituais.

Apêndice 3: Tabela de interpretação da deformação com base nos resultados observados na microplaca Auxacolor

TABLEAU D'INTERPRETATION	GLU.	MAL.	SAC.	GAL.	LAC.	RAF.	INO.	CEL.	TRE.	ADO.	MEL.	XYL.	ARA.	HEX.	POX./PRO.		PI.	AR.	CA.	MY.	CHL.	37°C
SOUCHES																				PS -MY.		
C. ALBICANS 1	+	+	+	+	-	-	-	-	+ (-)	V	V	+ (-)	V	+ (-)	-	+	-	-	-	+	+ (-)	+
C. ALBICANS 2 [1]	+	+	-	+	-	-	-	-	V	V	-	V	V	+	-	-	-	-	-	+	+ (-)	+
C. CIFERRII	+	+	+	+	-	+ (-)	+	V	+	+	-	+	+	V	-	-	-	-	-	+	-	+
C. DUBLINIENSIS	+	+	+	+	-	-	-	-	V	+ (-)	- (+)	-	-	+ (-)	-	+	-	-	-	+	+	+
C. FAMATA	+	+	+	+	V	+	-	+	+	+	+ (-)	V	V	-	-	V	-	-	-	-	-	V
C. GLABRATA	+	-	-	-	- (+)	-	-	-	+	-	-	-	-	-	-	-	-	-	-	-	-	+
C. GUILLIERMONDII	+	+	+	+	-	+ (-)	-	+	+	+ (-)	+ (-)	+ (-)	+	-	-	+	-	-	-	+	-	+
C. INCONSPICUA	+	-	-	-	-	-	-	-	- (+)	-	-	-	-	-	-	V	-	-	-	-	-	+
C. KEFYR	+	-	+	+	+ (-)	+	-	V	- (+)	- (+)	-	V	V	-	-	-	-	-	-	+ (-)	-	+
C. KRUSEI	+	-	-	-	-	-	-	-	-	-	-	-	-	-	-	- (+)	-	-	-	+	-	+
C. LIPOLYTICA	+	-	-	- (+)	-	-	-	- (+)	-	- (+)	-	-	-	-	-	+ (-)	-	-	-	+	-	V
C. LUSITANIAE	+	+	+	+ (-)	- (+)	-	-	+	+	V	+	+ (-)	V	-	-	V	-	-	-	+ (-)	-	+
C. NORVEGENSIS	+	-	-	-	-	-	-	+ (-)	-	-	-	- (+)	-	-	-	+	-	-	-	+	-	+
C. PARAPSILOSIS	+	+	+	+	-	-	-	-	+ (-)	V	+ (-)	+ (-)	+	-	-	V	-	-	-	+	-	+
C. RUGOSA	+	-	-	+ (-)	-	-	-	-	-	V	-	V	- (+)	-	-	V	-	-	-	+	-	+
C. SAKE	+	+	+	V	-	-	-	V	+	V	+	V	-	+ (-)	-	V	-	-	-	+	-	-
C. TROPICALIS	+	+	+ (-)	+	-	-	-	V	+	+ (-)	+	+	-	-	-	- (+)	-	-	-	+	-	+
C. ZEYLANOIDES	+	-	-	- (+)	-	-	-	- (+)	+ (-)	V	-	-	-	- (+)	-	+ (-)	-	-	-	+	-	- (+)
C. ALBIDUS	+	+	+	V	V	V	V	+	V	V	+	+	V	-	-	V	-	-	+	-	-	V
C. LAURENTII	+	+	+	+	+	+	+	+	+	+	+	+	+	-	-	-	-	-	+	-	-	-
C. NEOFORMANS	+	+	+	+	-	V	+	V	V	V	+ (-)	V	V	-	+ (-)	-	-	-	+	-	-	+
C. UNIGUTTULATUS	+	+	+	V	-	V	+	-	V	V	+	+ (-)	V	-	-	V	-	-	+	-	-	-
G. CANDIDUM	+	-	-	+ (-)	-	-	-	-	-	V	-	+	-	-	- (+)	- (+)	-	+	-	+	-	- (+)
G. CAPITATUM	+	-	-	V	-	-	-	-	-	-	-	-	-	-	-	-	-	+	-	+	-	+
K. APICULATA	+	-	-	-	-	-	-	+	-	-	-	-	-	-	-	-	-	-	-	-	-	-
R. GLUTINIS	+	+	+	V	-	V	-	V	+	V	+	V	V	V	-	+	+	-	-	-	-	V
R. MUCILAGINOSA (RUBRA)	+	V	+	V	-	+	-	V	V	V	V	V	V	V	-	+	+	-	-	-	-	V
S. CEREVISIAE	+	+ (-)	+	V	-	+ (-)	-	-	V	-	V	-	-	-	-	-	-	-	-	- (+)	-	V
T. ASAHII	+	+	V	+	+	-	V	+	V	V	V	V	V	+ (-)	-	-	-	+	-	+	-	+
T. INKIN	+	+	+	V	+	-	+ (-)	+	+ (-)	-	+	+	V	+ (-)	-	-	-	+	-	+	-	+
T. MUCOIDES	+	+	+	+	+	+	+	+	+	+ (-)	+	+	+	V	-	-	-	+	-	+	-	+
T. SPP	+	+	+ (-)	+ (-)	+	V	V	+	+ (-)	V	V	+ (-)	+ (-)	V	-	- (+)	-	+	-	+	-	V
P. WICKERHAMII [2]	+	-	-	+ (-)	V	-	-	-	+	-	-	-	-	-	-	-	-	-	-	-	-	+

RESUMO

Introdução

A candidíase oral é uma doença da cavidade oral causada por leveduras do género Candida, que se desenvolve em pacientes com um sistema imunitário frágil, particularmente em pacientes imunocomprometidos, incluindo diabéticos. Realizámos um estudo prospetivo descritivo no Hospital Universitário de Batna. O principal objetivo do nosso estudo foi determinar a prevalência de candidíase oral em doentes diabéticos hospitalizados nos vários departamentos do Hospital Universitário de Batna e descrever os factores de risco e as espécies envolvidas.

Materiais e métodos

Foram incluídos 78 pacientes diabéticos no nosso estudo. De cada doente foram colhidas zaragatoas bucais com zaragatoas esterilizadas e foi preenchida uma informação, incluindo dados demográficos, clínicos, terapêuticos e biológicos. As amostras foram submetidas a cultura. As espécies de Candida foram identificadas utilizando o kit Auxacolor.

Resultados

A prevalência de candidíase oral no nosso estudo foi de 63%. O sexo masculino predominou (53%). A maioria dos doentes foi internada na ala pediátrica, com uma frequência de 40%, e a espécie mais comum foi a Candida albicans. Os principais factores de risco que contribuíram para a ocorrência desta doença foram a antibioterapia, a cetoacidose diabética e o uso de próteses dentárias.

Conclusão

A saúde sistémica está ligada à saúde oral, nomeadamente nas pessoas com diabetes, o que exige uma gestão rigorosa e o envolvimento dos profissionais de saúde nas estratégias de reconhecimento, prevenção e rastreio desta doença. A inclusão de um exame oral nos doentes diabéticos tornou-se, assim, essencial.

Palavras chave: *Candida, candidíase oral, diabetes, cavidade oral.*

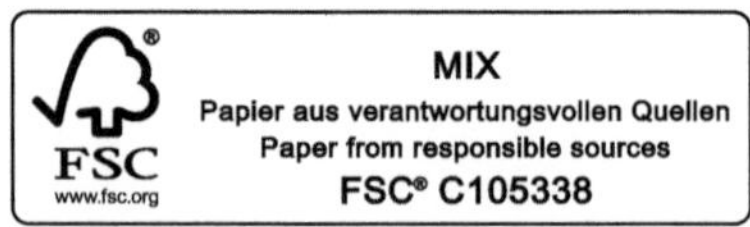

Printed by Books on Demand GmbH, Norderstedt / Germany